Roger Van de Velde
Knisternde Schädel

Erzählungen

Aus dem belgischen Niederländisch
von Annette Wunschel

Suhrkamp Verlag

Die Originalausgabe erschien 1969 unter dem Titel
De knetterende schedels bei Manteau, Brüssel/Den Haag.

Die Veröffentlichung dieses Buches
wurde von Flanders Literature unterstützt.

Die Übersetzerin dankt dem Deutschen Übersetzerfonds
für die großzügige Förderung ihrer Arbeit am vorliegenden Text
im Rahmen des Programms »Neustart Kultur«.

Klimaneutral
Druckprodukt
ClimatePartner.com/14438-2110-1001

Erste Auflage 2024
Deutsche Erstausgabe

Umschlaggestaltung: Willy Fleckhaus
Satz: Satz-Offizin Hümmer GmbH, Waldbüttelbrunn
Druck: Pustet, Regensburg
Printed in Germany
ISBN 978-3-518-22548-6

www.suhrkamp.de

Knisternde Schädel

Life is a tale told by an idiot
Macbeth

Für Frans de Bruyn,
als Zeichen der Dankbarkeit

INHALT

VORWORT

Anfangs hatte ich die Absicht, diese Seiten den sonderbaren Gesellen zu widmen, die ich, mal amüsiert und dann auch wieder erschreckt, diese ganze Zeit beobachtet habe, ähnlich wie ein Kind in sprachlosem Staunen dem ungenierten Herumtoben und den sinnlosen Zankereien der Paviane im Zoo zusieht. Doch was hätten sie mit ihren knisternden Schädeln von einer solchen Zueignung? Die meisten würden sich aus den Druckbögen Papierhüte basteln, und kein Zweifel, manch einer würde sie mit Appetit verdrücken. Was eigentlich gar nicht so unsinnig ist. Die seltsamsten und wahrscheinlich besten Geschichten stehen nicht in diesem Buch, denn irgendwo liegt eine Grenze, wo das Unbegreifliche auch unaussprechlich wird. Immer wenn ich diese Grenze überschreiten wollte, erlebte ich, dass die Worte in ihrer Kraftlosigkeit ihren Inhalt verloren.

Roger Van de Velde, unveröffentlichtes Vorwort zu *De knetterende schedels*

WEISS WAR DER KATER

Wie er da breitbeinig in der Türöffnung zum Treppenhaus stand, so groß und drohend mit vorquellenden Augen und blutverschmierten Händen, erinnerte er mich an den geblendeten Ödipus in seinem Zorn.

Beklommenes Schweigen legte sich wie ein nasses Laken über den Saal, und alle blickten mit angehaltenem Atem auf Jules Leroy, der den schlaffen Kadaver wie eine scheußliche Trophäe grinsend in die Höhe hielt. Es war der weiße Kater Puschkin, den wir alle ins Herz geschlossen hatten. Sein Schädel war zu Brei zerquetscht. Hirnmasse floss weiß und schleimig aus der Schale, während das schwarze Maul über den spitzen Fängen zu einem langen Strich auseinandergezogen und wie zu einem letzten Schrei erstarrt war; ein geronnenes Auge – ein murmelartiges Gebilde – hing an einer blauen Sehne, und schwarzes Blut tropfte zäh und dickflüssig auf die Fliesen vor Jules' Füßen. Das angerichtete Gemetzel war abstoßend, der Pelz hingegen war makellos geblieben.

Mit einem einzigen, mächtigen Schwung hatte Jules Leroy den Kopf des Katers an der Wand zerschmettert, weil das Tier seine Scheibe Grillfleisch gestohlen und gefressen hatte. Es geschah an einem Sonntag. Sonntags gab es zu Mittag zuverlässig eine dünne Scheibe Grillfleisch zu den Kartoffeln. Um dieses Grillfleisch machte Jules jedes Mal ein gewaltiges Tamtam. Er wickelte das Fitzelchen Fleisch behutsam in Zeitungspapier, verbarg es unter seinem Hemd und stopfte die Kartoffeln samt Gemüseberg hastig in sich hinein. Später am Nachmittag verspeiste er die Scheibe Grillfleisch mit großem Appetit und einer Hingabe, als handelte es sich um eine seltene Delikatesse. Er bestreute das Fleisch sorgfältig mit Salz, und manchmal durfte er sich im Tausch für einen Apfel oder eine halbe Tafel Schokolade das begehrte Fläschchen Worcestersauce von Kerhofs borgen. An diesem Sonntagmittag aber hatte Puschkin die Scheibe Grillfleisch tollkühn aus dem Henkelmann unter Jules' Bett geraubt.

Ich war eher verwundert als traurig, dass Jules Leroy den Kater getötet hatte, denn er liebte das Tier mit kindlicher Zuneigung. Oft ging er ostentativ mit Puschkin auf der breiten Schulter umher, und immer freitags sammelte er die Fischreste in einer eigens hierfür vorgesehenen Konservendose; und ein andermal hatte er Grégoire niedergerungen, weil dieser heimlich nach dem Tier getreten hatte. Man konnte noch von Glück sagen, dass er damals nicht Grégoires Schädel gegen die Wand geschleudert hatte. Ich wusste, dass er sich jederzeit für Puschkin geprügelt hätte, aber ich hatte mir nicht vorgestellt, dass er der Scheibe Grillfleisch so viel Gewicht beimaß.

Eine volle Minute, vielleicht länger, stand Jules mit dem blutigen, verstümmelten Kadaver wie angefroren in der Tür zum Treppenhaus.

Da näherte sich, den Kopf ein wenig schief gelegt, widerstrebend und langsam der Aufseher.

»Schmeiß das Tier hinters Brennholz im Garten«, sagte er fast tonlos, aber sehr bestimmt.

Jules Leroys hervortretende Augen wandten sich dem schiefen, ernsten und auch etwas bekümmerten Gesicht des Aufsehers zu. In diesen Augen lag eher Erstaunen als Schuldbewusstsein, gleichzeitig aber ein düsteres Funkeln nachklingender Wut. Er tat unwillig einen Schritt zurück, und der Kadaver an seinem ausgestreckten Arm geriet so heftig ins Schwingen, dass Blut auf seine Schuhe spritzte.

»Schmeiß diese Katze in den Garten«, wiederholte der Aufseher. Seine Stimme klang in ihrer Resolutheit ruhig, aber er war sehr blass geworden.

Jules trat zwei Schritte näher. Wie seine Augen spiegelte auch sein Grinsen eher Erstaunen als Wut, doch er verstärkte seinen Griff um den Schwanz des toten Katers mit herausfordernder Entschlossenheit.

Im Saal wurde es wieder laut, und in derselben Sekunde schrie Sneyers in schriller Empörung »Salaud«, Dreckskerl. Das hätte er nicht tun sollen.

Eine neue Welle maßloser Wut schwemmte das Erstaunen hinweg, und Jules geriet so außer sich, dass er seine schwere, besudelte Hand nicht mehr zügeln konnte. Er schwang den Kadaver im Kreis über seinem Kopf, sodass Batzen Hirn und dunkles Blut die Tische und geweißten Wände sprenkelten. Selbst der Aufseher trat erschrocken den Rückzug an. Ihm blieb keine andere Wahl, als nach Verstärkung zu läuten.

Fünf Minuten später stürmten fünf Aufseher in den

Saal. Sie hatten ihre weißgestärkten Kittel abgelegt, und einer hatte einen dicken, unförmigen Packen unter dem Arm, während ein anderer nervös mit einem Gummiknüppel ins Leere drosch. Die Szene glich einer prähistorischen Malerei an der Felswand von Lascaux: Jules, das zertrümmerte Gerippe Puschkins schwingend, und der den Knüppel schwingende Aufseher. Gegen die Übermacht hatte Jules Leroy keine Chance, denn sie rückten ihm mit vier Mann auf einmal zu Leibe. Er wehrte sich brüllend, stampfend und fluchend, und als sie ihn endlich bezwungen hatten, stand er eingeschnürt in eine Zwangsjacke da, wie ein zitternder, schnaubender Stier in einer viel zu engen Box. Sein linkes Auge war dunkellila angelaufen, die Nase geschwollen, und unter einem Riss in seinem Hemd hob und senkte sich die behaarte Brust wie ein Blasebalg. Einer der Aufseher blutete aus der Unterlippe und betupfte die Wunde mit einem karierten Taschentuch zwischen zwei vorsichtigen Fingern.

Als man Jules, hilflos stolpernd in seiner Zwangsjacke, wegführte, giftete Sneyers ein zweites Mal: »Salaud.« Aber Jules wandte den Kopf nicht zurück. Ein angestrengtes Röcheln drang aus seiner Kehle, und in seinen Augen schimmerte ein feuchter Glanz, wie man ihn manchmal bei trächtigen Kühen sieht.

In einer Ecke unter der Zentralheizung lag der tote Kater ausgestreckt mit allen vier samtigen Pfötchen unter dem makellos weißen Fell.

GEFRORENES WASSER

Séraphin, der taub und stumm war und über dessen Fehltritt auch von den anderen in allen Sprachen geschwiegen wurde, schob auf dem Tisch einen Fetzen Papier in meine Richtung. Darauf stand: »Ist es wahr, dass der menschliche Körper größtenteils aus Wasser besteht?«

Es kam immer wieder vor, dass Séraphin mir derlei Zettel zuschob. Es war sein einziges Kommunikationsmittel, und er hatte manchmal eine intensive Freude an dieser Korrespondenz, bei der er sich nicht auf Bitten um Auskünfte oder Bestätigungen beschränkte. Oft waren es gewöhnliche, naheliegende Feststellungen, und gelegentlich brachte er auch eine persönliche Meinung zum Ausdruck, zum Beispiel: »Tibet ist das Dach der Welt« oder »Dass Josua die Sonne angehalten hat, ist gelogen«.

Es war mir schon öfter aufgefallen, dass seine Fragen oder Mitteilungen, die meistens auf etwas Bezug nahmen, was er in Zeitungen oder alten Zeitschriften gelesen hatte, im Allgemeinen eine argumentierende, rationale Tendenz zeigten. Es kam selten vor, dass er eine völlig unsinnige Frage stellte, aus der sich nicht schlau werden ließ. Und immer, selbst wenn es nur um eine gewöhnliche Mitteilung ging, erwartete er von mir eine prompte Antwort in Form einer schriftlichen Bestätigung, Verneinung oder Erklärung. Zwischen seiner geschlossenen und meiner vereinsamten Welt gab es eine unausgesprochene Verbindung, die ich immer wieder faszinierend fand, obwohl er es mir zum Teil ungemein schwer machte. Wie das eine Mal, als er fragte: »Was ist der Unterschied zwischen der Musik von Bach und der von Beethoven?« Man kann einen Blinden lehren, mit den Fingern zu lesen; aber wie, mit welchen unzulänglichen Hilfsmitteln, soll man für einen Gehörlosen das subtile Wunder einer Fuge zum Klingen bringen?

Diesmal war das Problem weniger kompliziert, wenn ich auch nicht begriff, worauf er hinauswollte. Ich schrieb auf die Rückseite des Zettels: »Es ist tatsächlich richtig, dass der menschliche Körper größtenteils aus Wasser besteht. Ich weiß den genauen Prozentanteil nicht aus dem Kopf, aber wenn du willst, kann ich nachschlagen. Es ist übrigens wissenschaftlich erwiesen, dass alles Leben ursprünglich aus dem Meer kommt.«

Seine Reaktion erfolgte spontan. Er riss aufgeregt eine Seite aus dem vergilbten Jahrgang des *Soir Illustré*, in dem er bis eben gelesen hatte, kritzelte eilig etwas drauf und gab die Botschaft an mich weiter.

Es war ein etwas altmodisches, aber immer noch anziehendes Farbfoto der Schauspielerin Dorothy Lamour im aufreizenden Blumensarong. Darunter fragte er in markigen Fettbuchstaben: »Und das hier?« Lächelnd setzte ich meinen Kommentar auf dieselbe Seite: »Das auch; das scheint mir sogar ein ganz herrliches Wasser zu sein.

Da würde ich zu gern drin schwimmen, Himmelarsch nochmal. Du nicht?«

Das »Himmelarsch nochmal« hatte ich eigens dazu geschrieben, denn ich wusste aus Erfahrung, wie versessen er auf anschauliche Kraftausdrücke war. Für jemanden, der weder sprechen noch hören kann, muss die plastische Ausdruckskraft des Fluchens wohl auch eine Art Ventil bedeuten.

Aber anders als von mir erhofft, schien er nicht begeistert über die klärende Antwort. Er starrte eine Zeitlang finster auf das Foto, knüllte es dann langsam zu einem Geschoss zusammen und blätterte schließlich lustlos weiter in der Zeitschrift. Fürs Erste erhielt ich von ihm keine weitere Post mehr.

Ich fragte mich, was Séraphin an der chemischen Zusammensetzung des menschlichen Körpers so wurmte. Schön, aus ästhetischer Sicht ist es schon kurios, dass eine verführerische Gestalt wie die Lamour in ihren besten Jahren überwiegend aus einer so banalen Substanz wie Wasser besteht. Aber war dieses Wissen ein Grund, eingeschnappt zu sein?

Ich war mir sicher, es musste noch einen anderen, verwandten Grund für seine üble Laune geben. Aber da Séraphin den ganzen restlichen Abend über keinen schriftlichen oder sonstigen Annäherungsversuch mehr machte, ging ich der Sache nicht weiter nach. Es kam öfter vor, dass er sich plötzlich und ohne ersichtlichen Auslöser in den unzugänglichen Bunker seiner Gehörlosigkeit einschloss. Einmal hatte er tagelang geschmollt, weil ich ihm auf eine seiner Fragen nach Wahrheit oder Lüge geantwortet hatte, dass es meines Wissens keinerlei stichhaltigen Beweis oder ein stichhaltiges Beispiel für eine Auferstehung nach dem Tod gebe.

Zwei Tage nach der unerklärlichen Verwerfung der Lamour bastelte ich ungeschickt an meinem kaputten tragbaren Radio, als Séraphin mir wieder anlasslos einen Zettel zuschob. Mit einem gewissen Unbehagen las ich: »Glaubst du, dass Gott existiert?«

Er hatte mir dieses tiefgründige Problem, an dem sich die Menschheit seit sechs Jahrhunderten die Zähne ausbeißt, schon früher gelegentlich vorgelegt. Aber ich hatte es immer peinlich vermieden, Farbe zu bekennen, denn ich hielt das Thema in seiner erschreckenden Komplexität für viel zu gefährlich.

Diesmal schrieb ich ziemlich leichtfertig und vereinfachend: »Ich glaube, was ich weiß und sehe und verstehe. Von Gott weiß und sehe und verstehe ich nichts.«

Wieder starrte er eine Zeitlang mit finsterer Miene auf die nichtssagende Antwort. Dann kam eine neue Frage: »Angenommen, Gott existiert, warum hat er dann das Wasser in meinem Mund und in meinen Ohren gefrieren lassen?«

Ich blickte nachdenklich auf die gelben und roten Drähte im Innenleben meines Radios. Um nicht antworten zu müssen, stand ich mit einem Frösteln im Rücken langsam auf. Im Vorbeigehen legte ich kurz die Hand auf seine Schulter.

DER ENTZAUBERTE FETISCH

Ich hatte lange gezögert, bevor ich mich entschloss, mir von Evarist den Bart schneiden zu lassen. Nicht nur, weil er so hundsmiserabel rasierte, dass es jedes Mal ein Abenteuer war, sich in seine Hände zu begeben, sondern auch und vor allem, weil ich wusste, dass er einen unversöhnlichen Hass auf mich hatte. Der Mann war imstande und schnitt mir die Kehle durch!

Solche Dinge passieren im Irrenhaus. Einige Jahre zuvor hatte ein wütender Barbier einem vorlauten Kunden mit seinem Schermesser eine hässliche Wunde beigebracht; damals hatte der Aufseher gerade noch rechtzeitig eingreifen können, um das Schlimmste zu verhindern. Eigentlich war es in höchstem Maße unverantwortlich, dass man sich nach einer solchen Erfahrung nicht scheute, ein delikates Handwerk wie das Bartscheren einem Patienten aufzutragen, aber Evarist stand nun mal im Ruf, völlig ungefährlich zu sein, obwohl ich mir da nicht so sicher war.

Ich hätte ein Gesuch an die Direktion richten können, mich »aus persönlichen Gründen« von jemand anderem rasieren zu lassen. Aber dann hätte man mich auch um eine nähere Erläuterung der Art und Berechtigung dieser persönlichen Gründe gebeten, und womöglich überschätzte ich ja seine Hassgefühle aus kindischer Furcht.

Außerdem konnte ich der Versuchung nicht widerstehen, sein Temperament ein wenig auf die Probe zu stellen. Es war zwar ein arges Wagnis, für dieses Experiment einen aufgeschlitzten Hals zu riskieren, aber die Gefahr und das Glücksspiel haben mich – oft zu meiner Schande – immer schon gereizt.

Außerdem wollte ich mir beweisen, wie mutig ich war. Auch da bin ich mir immer noch nicht so sicher. Evarists Hass hatte etwas mit sexueller Verdrängung und wahrscheinlich auch mit verletztem Stolz zu tun. Eines Tages hatte er mir strahlend ein zerknittertes Foto eines üppigen weiblichen Akts präsentiert. Es war ein *nu artistique*, ein professioneller Akt aus einer der unzähligen Pariser Revuen, die seit Jahr und Tag bei Pubertierenden und Greisen Absatz finden.

Es war unbestreitbar ein appetitliches Ding mit einem Hintern und Brüsten zum Hineinbeißen, und entsprechend hatte ich ihm auch meine Anerkennung für den ästhetischen Genuss ausgedrückt, an dem er mich so großzügig teilhaben ließ. Aber in einem unbedachten Moment hatte ich etwas herablassend hinzugefügt, derlei erotische Abbildungen würden in fast allen Buchhandlungen und Kiosken serienmäßig verkauft. Schon diese Bemerkung war ein psychologischer Fehler, denn die Reduktion auf eine für jedermann zugängliche Ware minderte in nicht geringem Maße den Wert des Fetisches, an dem Evarist offenbar sehr viel lag.

Auf welche trickreiche und verborgene Weise das Foto in seinen Besitz gelangt war, sollte ich nie erfahren.

Er hatte zweifellos einen hohen Preis dafür gezahlt, aber das war seine Sache. Hätte er es dabei belassen, er hätte sich bis ans Ende seiner Tage nach Herzenslust an dem aufregenden Anblick weiden können, und ich hätte ihm sein Vergnügen gerne gegönnt.

Evarist beging jedoch seinerseits einen Fehler. Wie der »Herrliche Hahnrei« auf der Bühne wollte er sich mit seiner Eroberung vor aller Welt brüsten. Folglich hausierte er mit seinem Foto wie ein liebestoller Pfau und stellte das ausladende Gesäß und die vollen Brüste bedenkenlos zur Schau, wo immer die Gelegenheit sich bot. Seine Manie artete in eine Art verschobenen Exhibitionismus aus, wenn so etwas möglich ist, und schon nach wenigen Tagen folgte ihm auf Schritt und Tritt ein Rattenschwanz von Schaulustigen, die in ihrem unersättlichen Rausch wie die ekstatischen Adepten der heiligen Jungfrau von Fátima immer nochmal und nochmal wollten.

Das konnte sich zu einer gefährlichen Psychose auswachsen, denn bei den Betreibern von Anstalten sind sexuelle Spannungen ähnlich gefürchtet wie eine grassierende Seuche.

Da ich vermeiden wollte, dass er mit seiner magnetischen Geliebten erwischt wurde, nahm ich Evarist beiseite und versuchte ihm auf diplomatische Art beizubringen, dass bei seinem Geprotze eine gewisse Vorsicht geboten sei, wenn er nicht die Aufseher auf sich aufmerksam machen wollte – was zur katastrophalen Folge hätte, dass der Anlass seiner unübersehbaren Freude gnadenlos beschlagnahmt wurde. Ich wollte ihm einen Gefallen tun, aber das Unheil nahm bereits seinen Lauf. Noch am selben Nachmittag wurde Evarist zum Rapport einbestellt und fachkundig gefilzt; er wurde kräftig ausgeschimpft, und man nahm ihm sein Foto ab, das seither wahrscheinlich das Schlafzimmer des Oberaufsehers schmückt. Er konnte noch von Glück reden, dass er seine Vertrauensstellung als Barbier behalten durfte.

Obwohl er keinerlei brauchbaren Beweis hatte, der einen so schwerwiegenden Verdacht gerechtfertigt hätte, war Evarist felsenfest überzeugt, dass ich ihn verpfiffen hatte, und ließ es mich deutlich spüren. Als er, gerupft und gedemütigt, aus dem Direktionsbüro kam, stapfte er geradewegs auf mich zu, spuckte vor mir aus und schrie sehr laut: »Mouchard!«

Mouchard, Spitzel, war das widerlichste Schimpfwort, das in der Anstalt für die größten Kretins in Gebrauch war. Man konnte, ohne allzu viel Verachtung zu erregen, unbehelligt mit Mord, Vergewaltigung und Brandstiftung auf dem Gewissen herumlaufen, ein Spitzel hingegen war in den Augen der integren Jungs, die ihre Zeit überwiegend damit zubrachten, einander mauschelnd und Komplotte schmiedend hereinzulegen, unstreitig die am tiefsten gesunkene Kreatur, die keinerlei Nachsicht erwarten durfte.

Es war meine feste Absicht, Evarist samt seiner lächerlichen Unterstellung zu ignorieren und den Zwischenfall getrost verhallen zu lassen. Aber unterdessen hörte mein Bart nicht auf zu wachsen, und ich hatte nicht vor, wegen eines *casus belli* anlässlich eines bedauerlich vom rechten Weg abgekommenen nackten Fräuleins künftig mit einem patriarchalen Rauschebart herumzulaufen und darunter auch noch grundlose Schuldgefühle zu kultivieren.

Als ich, das schmuddelige Handtuch um den Hals geknotet wie einen Latz, in dem alten Lehnstuhl Platz nahm, zuckte kein Muskel in Evarists Gesicht. Im Spiegel beobachtete ich, wie er das Messer mit abgehackten, zornigen Handbewegungen am Lederriemen abzog und die Seife ebenso zornig in einer rotledernen Schale zu Schaum schlug. Ich legte den Kopf hintenüber auf die Nackenstütze und schloss die Augen wie ein Schwimmer unter Wasser. Falls er Böses im Schilde führte, würde ich es schon merken. Ich konnte reflexartig aufspringen, und der Aufseher hielt sich gleich in der Nähe auf. Für volle zehn Minuten bearbeitete Evarist mein Gesicht, ohne auch nur eine Pore meiner Haut zu verletzen. Jawohl, er rasierte hundsmiserabel mit viel zu groben Klingenzügen und abrupten Unterbrechungen. Aber das hatte er früher, als ich noch sein Freund war, auch getan. Er verrichtete seine Arbeit nach bestem Vermögen, und ich konnte nicht behaupten, dass er mir absichtlich Schmerzen zufügte. Mein Unbehagen erhielt eine Wendung. Zehn Minuten lang hatte ich gespürt, wie seine Hände geschäftig unter meine Nase und um meinen Mund glitten. Hände, die prickelten vor Verlangen, einen Frauenkörper zu erkunden und seine intimsten Geheimnisse zu begrabschen; Hände, mit denen er sich ohne

Zweifel regelmäßig selbst befriedigte. Das Bewusstsein, dass diese Hände, leise atmend wie Mollusken, nach feuchten Vaginas lechzten, erfüllte mich mit mehr Grausen als die langsam abflauende Angst, er könnte mir mit diesen Händen das Rasiermesser tief in die Kehle treiben. Ich presste die Lippen fest aufeinander, um bloß nicht mit einer namenlosen Krankheit angesteckt zu werden, und gleichzeitig stieg mir das Blut verwirrend in den Kopf – denn konnte ich aufrichtig von mir behaupten, dass meine Hände nicht nach Gesäßbacken und Brüsten und Vaginas lechzten, auch wenn ich nicht mit diesem pochenden Verlangen hausieren ging?

Als ich die Augen wieder aufschlug, stand Evarist mit dem Rücken zu mir und spülte die schmutzige Seife durch den Ausguss. Zum ersten Mal fiel mir auf, dass sein Rücken schmal und ziemlich krumm war, und plötzlich empfand ich einen seltsamen Kummer, eine Mischung aus Bedauern, weil er sein Foto los war, und Scham, weil ich ihm zu Unrecht böse Absichten unterstellt hatte.

Ich murmelte hinter seinem krummen Rücken ein leises Danke und legte drei Zigaretten auf das Metalltablett neben dem Waschbecken. Das war mehr, als ihm zustand. Der übliche Tarif für ein Mal Rasieren war eine Zigarette, und eigentlich war ich nicht verpflichtet, ihm überhaupt etwas zu geben, er wurde schließlich für seine Arbeit bezahlt.

Während ich mit dem Handtuch mein Gesicht trocknete, wandte Evarist sich um. Er sagte kein Wort, brach nur die drei Zigaretten eine nach der anderen mittendurch und warf sie in den Abfalleimer.

Die anmutigen Mädchen, die in Paris und anderswo ihre preisenswerten Reize für eine Handvoll Geld versilbern, haben keine Ahnung, zu welch unversöhnlichem Hass ihre Hintern und Brüste vereinsamte Männer anstiften können.

»Hilarion«. Noch heute frage ich mich, welch fantastische Laune seine Eltern dazu bewogen hat, ihm für den Rest seines Lebens dieses sonderbare Epitheton anzuhängen.

Ich kannte nur einen Hilarion mit Namen, einen zweifellos sanftmütigen Geistlichen, der zwischen Frühmesse und Vesper demütige Verse über die Güte eines wohlmeinenden Gottes zu verfassen pflegte. Liest man nach, muss um das Jahr 300 unserer Zeitrechnung ebenfalls ein Hilarion gelebt haben, der als Abt einer Einsiedlergemeinde in Palästina wirkte und dessen Namenstag am 21. Oktober begangen wird. Ich weiß das auch nur aus dem Almanach von *Snoecks.*

Vielleicht genierte er sich für seinen exzentrischen Vornamen, denn in der Anstalt kannten wir ihn nur als Lamartine, und auch dieser Familienname fiel aus dem Rahmen, denn wer kann Lamartine sagen, ohne an die lyrischen Liebesseufzer des Jocelyn zu denken?

Wenn der Brief nicht gewesen wäre, ich hätte das kleine Geheimnis seines Vornamens wohl nie gelüftet. Ach ja, diese Briefe … Nachdem ein Aufseher festgestellt hatte, dass meine Schrift recht gut lesbar ist und ich fast ohne grammatische Schnitzer schreibe, wurde mir auf Befehl der Direktion das Amt einer Art öffentlichen Schreibers übertragen – nämlich zur Unterstützung derjenigen des Schreibens weniger mächtigen Schicksalsgenossen, die ihre Verwandtschaft alle naselang über ihre vortreffliche Gesundheit zu benachrichtigen wünschten und diese frohe Botschaft regelmäßig mit einem dringenden Appell um kiloschwere Naschpakete verbanden.

Bei den geringen Betriebskosten von einem Bogen Papier und einem Strauß Kugelschreiber hätte ich in den Straßen von Hongkong, wo das Amt des öffentlichen Schreibers anscheinend noch Respekt genießt, vielleicht binnen weniger Jahre ein Vermögen verdient und wäre ein ehrbarer Privatier geworden. Ich habe Hunderte Briefe mit den kuriosesten und haarsträubendsten Inhalten geschrieben, Briefe, die an die ehrwürdigsten Würdenträger im In- und Ausland gerichtet waren. Rückblickend bedaure ich zutiefst, dass ich mir von diesen Schreiben nicht sorgfältige Abschriften gemacht habe. Es wäre die unerhörteste Briefsammlung, die man sich vorstellen kann. Wenn man bedenkt, dass eine Klatschbase wie Madame de Sévigné ihre Lästerbriefe publiziert bekommen hat – welcher Verlag würde sich da nicht mit Handkuss auf eine Korrespondenz werfen, in der Kaiser und Könige, Prälaten und Politiker, Generäle, Radrennchampions und Nobelpreisträger diskret um Beistand gebeten werden?

Bei diesem Brief von Lamartine war freilich Hopfen und Malz verloren. Schon als er mit einem linierten Blatt, einem Kuvert und einer Briefmarke an meinen Tisch gesegelt kam, verriet mir der verzückte Glanz auf seinem Gesicht, dass er mich in eine äußerst delikate Angelegenheit hineinziehen wollte.

Meine Vermutung wurde bestätigt, als er mir einen Zeitungsausschnitt vorlegte, in dem heiratswillige Junggesellen darüber informiert wurden, dass sie sich in völligem Vertrauen und unter Wahrung strenger Diskretion an den Verein »Glückliche Familie« wenden konnten, um sich eine maßgeschneiderte Gattin für den Aufbau einer rosigen Zukunft zu besorgen.

Ich sah mir die Anzeige an und schüttelte bekümmert den Kopf. »Das ist nicht erlaubt, Herr Lamartine«, sagte ich.

Es war nicht gelogen. Briefe an Unbekannte, grundlose Klagen, dubiose Adressaten sowie Anträge an gemeinnützige Gesellschaften wurden durch die Zensur unnachsichtig ausgemustert. Die fragliche Kontaktagentur, sie mochte sich noch so mit dem Tugendnimbus der »Glücklichen Familie« schmücken, fiel eindeutig in die Kategorie der verdächtigen Instanzen. Außerdem: Lamartine war siebenundfünfzig, verheiratet und Vater von drei Kindern.

Reuevoll drückte er mir einen bereits stark überreifen Pfirsich in die Hand und lächelte dabei so einnehmend, dass ich moralisch verpflichtet war, einmal mehr Zuflucht zu einer Finte zu nehmen.

»À la bonne heure!«, meinte ich. »Ausgezeichnet! Und was schreiben wir diesen tatkräftigen Herrschaften vom Verein ›Glückliche Familie‹?«

Ich wusste, ging der Brief durch die Hände der Aufseher, wanderte er fix in den Papierkorb, aber wenn ich Lamartine nicht zufriedenstellte, bekam ich den matschigen Pfirsich garantiert ins Gesicht. Der Text war bündig, solide und ließ an Deutlichkeit nichts zu wünschen übrig. »Unterzeichneter, Hilarion Lamartine, siebenundfünfzig Jahre, gesund und berechtigt, eine Invalidenrente zu beziehen, wünscht zwecks Verehelichung mit anziehender Dame, ebenfalls gesund, zwischen dreißig und vierzig Jahren, wenn möglich begütert, in Kontakt zu treten.«

Es war ein faires Angebot, aber es kam mir zumindest nachlässig vor, dass er mit keinem Wort auf seine Frau und seine drei Kinder zu sprechen kam.

Ich ließ ihn unterschreiben. Er tat es mit solcher Inbrunst, dass ich sein aufgeregtes Keuchen im Nacken spürte. Die Briefmarke klebte ich so auf, dass sie leicht wieder abgelöst werden konnte.

Bevor ich den Brief und den Pfirsich beim Aufseher abgab, sah ich mir Hilarion noch einmal aufmerksam an. Er hatte tatsächlich den gierigen Hundeblick eines frustrierten Ordensmannes.

NACKT

»Il n'y a rien de plus laid qu'un homme nu«, schrieb ein französischer Autor, dessen Namen ich schon wieder vergessen habe. Es gibt nichts Hässlicheres als einen nackten Mann.

An diese wenig schmeichelhafte Äußerung musste ich denken, als ich Haut-und-Knochen splitterfasernackt in den Saal spazieren sah. Er hatte in der Toilette seine Kleider abgelegt und das kleine Bündel Lumpen in den Spülkasten geworfen, und jetzt betrat er scheußlich nackt, aber sehr selbstbewusst – ich würde beinahe sagen würdevoll – den Saal, wo er sich wie ein verkümmerter Buddha mitten auf dem alten Billardtisch niederließ. Ich bin in der Hinsicht offen für alles, aber es war wirklich kein Anblick. Schon angezogen war Haut-und-Knochens ausgemergelte Erscheinung traurig genug anzuschauen. Nackt war er hässlicher als der hässlichste Schimpanse. Mir ist nicht bekannt, ob je ein Physiognom daran gedacht hat, Analogien zwischen dem Kopfbau des Menschen und seinem Genitalienbau zu ziehen, aber irgendwo muss es da eine Verbindung geben. Bei Haut-und-Knochen sprang sie ins Auge: Sein Penis war genauso rot und geschwollen wie die Nase in seinem Gesicht, und das Schamhaar über seinen Hoden leuchtete genauso rötlich wie das Kraushaar in seinem Nacken. Der große Künstler hatte in einem Sekundenbruchteil nachlassender Inspiration oben und unten gepfuscht.

Es wunderte mich nicht so sehr, dass Haut-und-Knochen uns ein solches Schauspiel bot. Ähnliches hatte er schon öfter versucht. Überraschend fand ich vielmehr die fast mystische Entrücktheit, die ihn inmitten der tumultartigen Heiterkeit über seinen Auftritt ernst bleiben ließ.

Er saß reglos mit gekreuzten Armen und Beinen auf dem Billardtisch, während ihn die johlende Meute wie einen Hau-den-Lukas mit Papierkügelchen, Orangenschalen, Hausschuhen, Aschenbechern, Tabakdosen und allem bewarf, was irgendwie zu einer Kegelpartie taugte. Binnen weniger Minuten hatte sich der Billardtisch in eine Müllkippe verwandelt.

Unter anderen Umständen hätte Haut-und-Knochen das Bombardement begeistert erwidert und die Projektile der Reihe nach mit voller Kraft zurückgeschmissen. Jetzt ließ er die sinnlose Züchtigung erschreckend unerschütterlich über sich ergehen. Ab und zu stieß er wie Quasimodo am Pranger ein tierisches Gebrüll aus, aber nicht einmal als ein Aschenbecher ihn mit Wucht an der linken Schläfe traf, rührte er einen Finger, um sich die schmerzende Stelle zu reiben. Ich hasse überzogene Vergleiche mit Heldengestalten aus dem religiösen Panoptikum, aber ich kann mir nicht helfen, sein Anblick erinnerte mich an den erniedrigten, getretenen und angespuckten Christus, wie er geduldig die gnädige Nachsicht seines allmächtigen Vaters anruft, während ihm besoffene Römer die Dornenkrone aufs Haupt drücken. Und Christus bekam wenigstens – behauptet die Bibel – einen purpurnen Umhang, um seinen geräderten Leib zu bedecken. Der einzige Purpur, der sich an Haut-und-Knochen feststellen ließ, war ein ausgefallenes Muttermal auf seinem linken Oberschenkel, ähnlich einer geplatzten Traube.

Während ich mich noch fragte, welche finsteren Regungen Haut-und-Knochen zu dieser spektakulären Demonstration des Masochismus getrieben hatten, näherte sich gemächlich der Aufseher. Er wusste, dass es unnötig war, auf Verstärkung zu warten, denn Haut-und-Knochen war nicht aggressiv. Der Aufseher wusste auch genau, was zu tun war. So bahnte er sich mit wenigen resoluten Handgriffen einen Weg durch das Gedränge um den Billardtisch und hielt ihm eine Tafel Schokolade vor die Nase, während er leise durch die Zähne pfiff, wie jemand, der an einem Sommerabend aus dem Dachfenster seine Tauben anlockt.

Es war ein unfehlbares taktisches Manöver. Haut-und-Knochen kletterte schwerfällig vom Billardtisch, schnappte sich die Tafel Schokolade, und nun spazierte er folgsam an der Hand des Aufsehers, der im Büro schon ein Bündel Kleider für ihn bereitgelegt hatte, durch den Saal.

Von hinten sah Haut-und-Knochen in seiner jämmerlichen Blöße genauso unbeschreiblich hässlich aus wie von vorn. Und doch boten die beiden ein anrührendes, fast pastorales Bild. Dieser dürre, knochige Kerl an der Hand eines in Weiß gekleideten, schützenden Lotsen.

Daniel rauchte nur an drei, höchstens vier Tagen pro Monat, dann aber wie wild von morgens bis abends, sozusagen an einem Stück durch, und noch dazu die längsten Zigaretten, die mir je untergekommen sind.

In der ersten Woche jedes Monats bestellte er in der Kantine unverrückbar sieben Schachteln filterlose Louis Doize extra légères und drei Heftchen gummiertes Zigarettenpapier Riz Lacroix Automatique.

Mit den Blättchen drehte er je drei Zigaretten aneinander und verstaute dann einen Teil des Vorrats sorgfältig in einer flachen, rotlackierten Pinseldose mit einem aufgemalten goldenen chinesischen Drachen, die er wie einen kostbaren Besitz immer bei sich trug.

Diese unwahrscheinlich langen Zigaretten rauchte er ohne das geringste demonstrative Getue. Er saß ruhig und unscheinbar auf seinem Stammplatz am Tisch und stieß hingebungsvoll und fast andächtig blaue Schwaden aus, wie ein unerschütterlicher Araber, der bei einer Nargileh schweigend über die unergründliche Weisheit Allahs meditiert.

Nichts an Daniels Asketenmiene verriet unterdessen irgendeine Emotion oder Befriedigung. Nur in seine Augen trat ein öliger Glanz, wie in die verrückten Augen eines Epileptikers beim Nahen der Krise.

Ich beobachtete ihn oft aus einem Abstand, und es schien, als sei er sich der Gegenwart anderer in dem überfüllten Saal nicht bewusst. Seine kontrollierten, rituellen Handgriffe erinnerten zum Teil an das träge Zeremoniell eines Hohepriesters, der in Brokat und mit beringten Fingern das Weihrauchfass bedient und dessen Gedanken mit den Rauchschwaden in luftigere Höhen aufsteigen.

Nach dem Frühstück bekam Daniel vom Aufseher Feuer für seine erste Zigarette. Er musste nicht darum bitten: Der Aufseher war ein Eingeweihter in das Ritual. In seinem weißen Kittel stand er wie ein aufgeschossener Chorknabe wartend am Ausgang des Speisesaals und zog von selbst die Streichholzschachtel aus der Tasche.

Ab diesem Moment begann Daniel seinen monatlichen Rauchmarathon von drei, manchmal vier Tagen. Er stellte die Pinseldose mit dem fertigen Vorrat wie einen kleinen Tabernakel vor sich auf den Tisch und qualmte seine Dreistufenzigaretten, ohne den Rauch zu inhalieren. Mit seinem gelben Zeigefinger schnippte er die Asche vorsichtig in eine zinnene Seifenschale neben der Pinseldose, und mit dem heruntergebrannten Stummel zündete er sich jedes Mal eine weitere Longsize-Zigarette an. Nie habe ich eine umfassendere Demonstration dessen, was Kettenrauchen heißt, erlebt: Es war ein *perpetuum mobile*, das einzig durch die Essenszeiten und die Nachtruhe unterbrochen wurde. Nach jeder notgedrungenen Unterbrechung gab ihm der Aufseher erneut schweigend Feuer, und schweigend setzte Daniel seinen Marathon fort.

Ebenso unerlässlich in dem Ritual war das Vorhandensein des alten Roupcinsky. Er wich während der gesamten Rauch-Feierlichkeit keinen Schritt von Daniels Seite. Konzentriert, fast ehrfürchtig, saß er neben ihm am Tisch, sah mit dem Star in seinen feuchten Augen und einer fiebrigen Röte auf den Wangen fasziniert dem trägen Abbrennen der langen Zigaretten zu und stieß, sobald eine Kippe in der Seifenschale landete, wie ein Habicht auf seine Beute nieder.

Roupcinsky war versessen auf Zigarettenstummel. Er zog eine Handvoll ausgerauchter Kippen einer Schachtel ganzer Zigaretten bei weitem vor, seit ihm die Aufseher strengstens untersagt hatten, ganze Zigaretten in Teile zu brechen. An den schwer nikotingetränkten Resten, die er in der Seifenschale sammelte, hatte Roupcinsky reichlich eine Woche zu priemen. Auch er trug immer eine Blechdose bei sich, in der er die Stummel aufbewahrte. Den Deckel zierte ein lächelndes Bildnis von Königin Fabiola, doch Roupcinskys verbeulte Blechbüchse war nicht so hübsch und profaner als Daniels rotlackierte Pinseldose mit dem die Krallen ausschlagenden chinesischen Drachen.

In den frühen Nachmittagsstunden ging Daniel immer zwischen den Grünanlagen im Innenhof spazieren. Er hatte einen steifen Gang, weil er beim Gehen seine rheumatischen Knie etwas zu hoch anhob. Wie er da so umherstakte mit seiner langen Zigarette, erinnerte er an einen frierenden Reiher mit einem weißen Treibholzspan im Schnabel. Der lauernde, Tabak mümmelnde Roupcinsky heftete sich auch hier noch wie ein Schiffshalter an seine Fersen und las die brennenden Stummel wie Glühwürmchen zwischen den Dahlien und den Klatschrosen auf.

Daniels periodische Rauchmanie wurde durch einen von der Vorsehung festgelegten Betrag von einhundertfünfzig Franc ermöglicht, der mit kalendarischer Regelmäßigkeit an jedem Monatsersten durch eine gewisse Baronin Hélène Boxtyns de Lichtendaal per Postanweisung auf seinen Namen überwiesen wurde. Die Schenkung dauerte schon Jahre, und niemand in der Anstalt hatte je Art und Ursprung dieser rätselhaften Beziehung herausbekommen können.

Daniel sprach nie von der Baronin. Mit seiner zierlichen, aristokratischen Schrift unterschrieb er die Postanweisung, ohne weiter darauf zu achten, wie eine ihm rechtmäßig zustehende Vergütung. Anschließend gab er in der Kantine zügig seine Bestellung auf, rauchte seinen Vorrat innerhalb von drei Tagen auf und fasste bis zum Monatsende keine Zigarette mehr an.

Für Roupcinsky war die erste Woche des Monats ein Fest. Ständig lief ihm der braune Saft übers Kinn. In den drei darauffolgenden Wochen scherte er sich nicht mehr um Daniel, doch er zählte ungeduldig die Tage, und am Monatsersten war er mit seiner blechernen Fabiola-Dose schmunzelnd vor Vergnügen wieder zur Stelle.

Vergeblich habe ich mich gefragt, warum Daniel seinen Vorrat an Zigaretten in wenigen Tagen verbrauchte und später kein Bedürfnis mehr danach zu haben schien.

An der stimulierenden Wirkung des Tabaks kann es nicht gelegen haben. Ich habe ihm wiederholt eine Zigarette angeboten, und er hat das Angebot jedes Mal stolz und fast verächtlich zurückgewiesen. Ich dachte, vielleicht will er ausschließlich diese bestimmte Marke. In der dritten Woche des Monats besorgte ich in der Kantine eine Schachtel Louis Doize und ein Heftchen Riz Lacroix. Aber als ich es ihm scheinbar achtlos in die Hand drücken wollte, war der Blick, mit dem er mich ansah, so furchterregend, dass ich das ungelegene Geschenk beschämt verschwinden ließ, als sei es etwas Anstößiges.

Doch ich ließ mich nicht entmutigen. Meine immer neu genährte und nie befriedigte Neugier wollte wissen, warum er mit solcher Besessenheit solche langen Zigaretten rauchte und es dann plötzlich sein ließ.

»Daniel«, fragte ich ihn eines Tages, als er guter Laune zu sein schien, »warum rauchst du so lange Zigaretten?«

Er sah mich aus Echsenaugen an. Wie jedes Mal, wenn er mich so anblickte, bekam ich das Gefühl, dass über meinem Kopf ein aufgeschreckter Taubenschwarm vorbeiflatterte.

»Ich folge den Anweisungen von Prometheus«, raunte er mit Flüsterstimme.

»Wer ist Prometheus?«, fragte ich.

»Prometheus ist ein Spion«, sagte er und wartete kurz, um seine Worte auf mich wirken zu lassen. »Aber du darfst es niemandem sagen«, fügte er verschwörerisch hinzu. »Es ist unser Geheimnis.«

Ich versprach ihm, niemandem davon zu erzählen, aber all meine weiteren Versuche, das Geheimnis zu ergründen, blieben ohne Ergebnis. Kannte er die Sage von Prometheus und seinem Holunderstängel? Irgendwo musste er gehört oder gelesen haben, dass der Mythos etwas mit Feuer zu tun hat. Doch es blieb rätselhaft, welche Rolle die Baronin Hélène Boxtyns de Lichtendaal in der Affäre spielte. Er verlor darüber kein Wort, und da ich fürchtete, ihn noch weiter in seine Muschelschale zurückzuscheuchen, wollte ich ihn auch nicht weiter drängen.

Hat die Baronin am Ende irgendwie gespürt, dass das Geheimnis durch die Neugier eines schamlosen Eindringlings entweiht war? Unsinn, ich erzähle mir selbst Märchen!

Aber Tatsache ist: Am Ersten des nächsten Monats kam keine Postanweisung, und am Ersten des darauffolgenden Monats ebenfalls nicht. Die mysteriöse Quelle schien plötzlich versiegt zu sein.

Daniel versank jeden Tag tiefer in einer noch düstereren Stimmung, und mir saß die Angst im Nacken, dass er jeden Moment einen Anfall bekommen könnte, denn das Zittern seiner Mundwinkel war ein schlechtes Vorzeichen.

Er bekam keinen Anfall, aber wenn er manchmal hinter seiner leeren Pinseldose mit mir am Tisch saß, schaute er so finster und hasserfüllt drein, dass mir ganz kalt wurde. Es war natürlich nur ein dummer Zufall, aber mir war nicht wohl zumute, und ein bisschen schuldig fühlte ich mich auch, weil ich meine lange Nase in diesen dunklen Pakt mit Prometheus gesteckt hatte.

Nach sechs Wochen hielt ich es nicht länger aus. Ich erstand drei Schachteln Louis Doize und zwei Heftchen Riz Lacroix, drehte ein Dutzend extralange Zigaretten und deponierte sie wortlos auf dem Tisch, neben der Pinseldose.

Da bekam Daniel seine Krise. Er stieß den durchdringenden Schrei eines Rebhuhns aus, rannte auf seinen Stelzenbeinen durch den Saal und verschwand in dem kleinen Verschlag neben der Küche. Bevor der Aufseher eingreifen konnte, hatte er eine Viertelflasche Allzweckreiniger verschluckt.

Mit Feuer im Darm und grünlichem Schaum vor dem Mund wurde er schleunigst ins Hospital überstellt.

Zum Glück war nichts Schlimmes passiert. Leonard, der wegen der Prostata im selben Krankenhaus lag, schrieb schon nach einer Woche, dass Daniel sich rasch erhole und viele Apfelsinen esse, was ohne Zweifel ein gutes Zeichen war.

Von einem Aufseher hörte ich kurz darauf, dass Daniel nach einer »familiären Intervention« in eine andere Anstalt verlegt werde. War es eine Anweisung der Baronin Boxtyns de Lichtendaal? Ich habe es nie erfahren.

Seitdem bewahrte ich meine ausgerauchten Kippen für Roupcinsky in einer Pappschachtel auf.

HOMILIE

Felicien war tot, und nach dem Abendbrot wurden wir vom Aufseher gebeten, der Seele des Verstorbenen in unseren Gebeten zu gedenken. Er bat sehr leise darum, als machte er uns einen wenig ehrenhaften Vorschlag.

Gut. *Requiem aeternam dona eis, Domine*. Gib ihnen Ruhe, Herr. Alles Gute für Feliciens Seele, mag auch ein dunkler Fleck auf ihr kleben, über den am Tag des Jüngsten Gerichts eingehend beraten werden wird. Aber wer sind wir zu richten? Also: Alles Gute.

Doch was ist mit dem Körper um diese Seele passiert? Fünf Minuten bevor er starb, hatte Felicien zum letzten Mal Stuhlgang. Er ist buchstäblich mit dem Arsch in der Scheiße entschlafen im Herrn. Und er muss sich dabei nicht mal unwohl gefühlt haben.

Du Gott des Aufsehers, wenn du irgendwo, wo es auch sein mag und wer du auch sein magst, auf dieses Geschreibe niedersiehst, dann entschuldige bitte die unglamouröse Anrufung. Aber neben der Feierlichkeit des endgültigen Moments und der dazu passenden Zurückhaltung müsste dir auch die Wahrheit wohlgefällig sein, denn man behauptet, du seist die Wahrheit.

Es ist ein Teilchen deiner ewigen Wahrheit, dass Felicien in seiner Scheiße gestorben ist, so wie es die meisten in den letzten Zügen Liegenden in einem bedauerlichen

Laisser-aller zu tun pflegen. Und die Wahrheit ist, dass er während seines siebenjährigen Verbleibs in der Anstalt länger in Exkrementen gelegen hat als trocken. Weil er das Bett mit seinen gelähmten Beinen nicht aus eigener Kraft verlassen konnte. Und weil die Pfleger zu faul oder zu zerstreut oder zu sehr mit anderen Patienten zugange waren, um ihm die Bettpfanne rechtzeitig unter den Arsch zu schieben.

Und die Wahrheit ist, dass er manchmal stundenlang in seinem Erbrochenen lag und vor sich hin stank, immer noch wegen der gelähmten Beine, die ihn wie Bleiklötze ans Bett fesselten. Die Wahrheit ist auch, dass er im Alter von zweiundvierzig einer Lungenentzündung erlegen ist, weil der Luftzug von den Latrinen genau in die Richtung seines Betts wehte und weil er als Behandlung mit einem Löffel Melissengeist dreimal täglich auskommen musste.

Und, Gott des Aufsehers, zur Wahrheit gehört auch noch … Aber was wiegt das alles gegenüber Feliciens unsterblicher Seele?

Hoffen wir also, dass es dieser Seele besser ergehen möge als seinem Körper, der nun ja ohnehin nichts mehr gilt; wenn er auch schon in den sieben Jahren vor seinem Tod einen feuchten Dreck wert war.

Und *summa summarum* ist es wegen dieses dunklen Flecks vielleicht das Beste, wenn diese Seele nicht gar so unsterblich ist und zusammen mit dem Fleisch stillschweigend vergeht.

Wenn es ebenfalls ein Teilchen der ewigen Wahrheit ist,

dass mit dem Tod alles endet, Freude und Leid, Hoffnung und Schmerz, Verlangen und Not, und allem voran diese ärgerlichen Ausscheidungen, dann hat Felicien endlich das Paradies gefunden.

ANTWORT AUF EINE FRAGE

Woher kommt es nur, dass ich hinter Gittern so oft mit Griechen zu tun habe? Ich spreche keine Silbe Neugriechisch, und vom klassischen habe ich bedauerlicherweise fast alles vergessen. Ich habe noch nie einen Fuß nach Griechenland gesetzt und habe noch nicht mal eine griechische Nase. Welch seltsame Seelenverwandtschaft treibt mich also zu ihnen oder sie zu mir?

Es hat einen Dimitrios Christos Papathanassiou gegeben, der sich mit seinem Schnauzer, seinem Marihuana und seiner babylonischen Sprachverwirrung glatt davongemacht hat. Und es gab Andreas Nikolakis, der wohl – bei all dem Blut, das an seinen Händen klebte – im Zentralgefängnis Löwen sitzen und vor der Aussicht auf eine sehr lange Reihe auswegloser Jahre zittern dürfte. Und dann wieder Susapoulos, von dem ich nicht mal weiß, ob ich seinen Namen richtig schreibe, und der irgendwann, die launenhaften Götter mögen wissen, wie und weshalb, in der Anstalt aufkreuzte.

Er saß mir im Wartezimmer des Zahnarztes gegenüber, und der Art, wie er sich eine Zigarette drehte, entnahm ich gleich, dass er Ausländer war. Er presste den Tabak auf der Handfläche zusammen, schob die Tabakkugel zum Anfeuchten in den Mund und drehte sie einhändig zwischen Daumen und Zeigefinger zur Zigarette, wie ich es Gary Cooper in einem alten Western habe tun sehen.

Noch auffälliger als diese geschickte Drehtechnik war allerdings seine Figur. Der Kerl war so lang und mager, dass es fast nicht möglich war. Seine schmalgeschnittene blaue Drillichhose endete unterhalb der Waden, und ganz gleich, welche Haltung er ausprobierte, er wusste nie, wohin mit seinen Beinen, die in ihrer ungewöhnlichen Länge ein anatomischer Scherz waren. Als er sich aus seinem Stuhl emporschlängelte und auf mich zusteuerte, schätzte ich ihn auf gut zwei Meter.

»Will you be so kind to give me a light?«, bat er von oben herab.

Seine Stimme war männlich und wohlklingend mit einem byzantinischen Akzent, der nicht an Gary Cooper erinnerte und den ich nicht gleich unterbringen konnte. In der Flamme meines Streichhölzchens glänzten seine Augen wie die eines treuherzigen Engels auf einer alten Ikone. Mit diesen Beinen und dieser Stimme und diesen Augen hätte er stehenden Fußes nach San Francisco gehen können, wo ihn die Hippies bestimmt jubelnd empfangen hätten. Aber San Francisco war unendlich fern.

Er schlängelte sich wieder zurück auf seinen Sitz und begann mich in einer Weise anzustarren, dass ich ganz kribbelig wurde. Ich spürte, dass ich etwas sagen musste.

»How are things going in the States?«, fragte ich ins Blaue hinein.

»I never have been in the States. I am Greek«, sagte er. Aus seinen Nasenlöchern stiegen wie bei den Bullen im

Comic Rauchwölkchen auf, und in seiner Stimme lag ein unbestimmter Schmerz. Oder war es tiefe Scham, weil er aus einem so hoffnungslos verkorksten Land kam?

Mit diesem Schmerz und dieser Scham konnte ich ihn unmöglich allein lassen. »How are things going in Greece?«, fragte ich als eine Art Beileidsbekundung.

Er hob niedergeschlagen die hängenden Schultern. »Greece is one big prison«, sagte er.

Es klang so entschieden und verächtlich, dass dem nichts entgegenzusetzen war. Aber es war seltsam, dieses radikale Urteil aus dem Mund von jemand zu hören, der, entmutigend fern der Heimat, hinter belgischen Gardinen saß.

»Yes, that's what they say«, sagte ich. Ich hoffte, dass die Frage damit vom Tisch war, denn internationale Politik schien mir unter den gegebenen Umständen ein empfindliches Thema. Aufgrund seiner Äußerung durfte ich zwar annehmen, dass er auf der richtigen Seite stand, aber das allein war noch kein verlässlicher Anhaltspunkt, um offen über Papadopoulos und seine Clique sakkotragender Obristen herzuziehen. Er war anscheinend gegen ein Regime eingestellt, das Andersdenkende haufenweise ins Zuchthaus wirft, aber vielleicht war er trotz allem noch ein treuer Anhänger der verkommenen Monarchie. Ich dachte kurz daran, dem Gespräch durch die Erwähnung Zyperns und der Türken eine andere Wendung zu geben, zog es aber wohlweislich vor, auch nicht in dieses Wespennest zu stechen.

Das diplomatische Schweigen hielt nicht lange an.

»How long am I going to stay in jail?«, fragte er geradeheraus.

Es war eine klare Frage, die nach einer klaren Antwort rief. Aber was konnte ich ihm sagen? Ich wusste nichts über seine Vergangenheit und ebenso wenig über seine Zukunft. »This is not a jail, this is a hospital«, korrigierte ich ihn oberlehrerhaft. Das war eine handfeste Lüge, ich kannte schließlich besser als irgendjemand den bitteren Geschmack der Anstaltssuppe. Doch ich hoffte, dass die groteske Beschönigung ihm die drohende Haftaussicht erträglicher machte.

»How long?«, bohrte er nach. Stelzenglieder zuckten unruhig, und unter seinem durchdringenden Blick wurde mir noch unwohler zumute.

»Not long«, antwortete ich ausweichend und blickte bestürzt auf seine nicht endenden Beine. Wo, fragte ich mich, wollte man ein Bett auftreiben, in dem er sie ausstrecken konnte?

»I'm not a criminal«, stellte er nachdrücklich klar. »I'm broke, that's all. No money, no family, no nothing. But that's not a crime, is it?«

»It seems no crime to me«, sagte ich vorsichtig, denn Menschen ohne Geld, ohne Angehörige und ohne Halt im Leben neigen manchmal zu sonderbaren Handlungen, und man braucht nur die hellenische Mythologie daraufhin nachzulesen, um sich klarzumachen: Für die Nachfahren der Pyrrha kommt es auf eine Tragödie mehr oder weniger auch nicht mehr an.

»If it's not a crime in this country to have nothing and

nobody, my place is not in an evil house like this one«, sagte er mit apodiktischer Gewissheit. »How long are they going to keep me here?«

Es musste jetzt endlich eine Antwort auf die Frage her, die ihm so schrecklich im Magen lag.

»A couple of days; maybe a week«, sagte ich beiläufig und wider besseres Wissen.

Das Lächeln eines glücklichen Kindes erstrahlte auf seinem Heiligengesicht. »Are you sure it will only be a matter of some days?«, fragte er.

»Absolutely sure«, log ich gewissenlos. Ich wusste, es würde eine Frage von Monaten, vielleicht Jahren sein, aber hatte nicht den rohen Mut, es ihm auf den Kopf zuzusagen.

In dem Moment rief der Aufseher am Eingang zum Sprechzimmer »Susapoulos«. Oder etwas in der Art. Es klang sehr melodisch. Etwas wie »Sousa-palooza«.

Er erhob sich wieder zu seiner erstaunlichen Länge und drückte mir warm die Hand. »Thank you so much, Sir«, sagte er. »I sincerely hope they won't keep you long neither.« Bevor er in das Sprechzimmer des Arztes eintrat, wandte er noch ein letztes Mal dieses kindliche, entwaffnende Lächeln eines griechischen Gary Cooper in meine Richtung.

Ich lächelte ermutigend zurück, und dabei fühlte ich mich so unsagbar mies, dass ich hätte losheulen können. Aber ich hatte schon so lange keine Tränen mehr.

Obwohl ich ihm einiges zutraute und in meinen Beziehungen zu ihm immer auf dem Quivive war, fand der Marquis de la Motte doch noch einen Weg, mich zu überraschen.

Für im Laufe von sechs Monaten erbrachte Leistungen schuldete er mir einen Betrag von dreizehn Millionen Franc. Und dann, in einem Augenblick, als ich am wenigsten darauf gefasst war und ohne irgendeinen ersichtlichen Anlass, drückte er mir strahlend ein Glas eingelegte Heringe in die Hand, mit der erkennbaren Absicht, dass ich das unerwartete Geschenk als Anzahlung auf die Rechnung und Garantie für seine Liquidität betrachten sollte.

Ich nahm diese sauren »Früchte des Meeres« mit angemessenen Dankesbekundungen entgegen, fand aber die milde Geste äußerst verdächtig. Es war nämlich nicht die Art des Marquis de la Motte, Geschenke in Naturalien zu machen. Im Gegenteil, er trat als schamloser Schnorrer in Erscheinung, und jeder wusste aus eigener Erfahrung, dass es angeraten war, in seiner Gegenwart nichts unbeaufsichtigt herumliegen zu lassen.

Im Übrigen hätte der Marquis gar nicht im Besitz gefährlicher Gegenstände wie eines Heringglases sein dürfen, da konnte der Inhalt noch so harmlos sein. Zwei Jahre zuvor hatte er in einem Anfall finsterer Verzweiflung versucht, sich mit der scharfen Kante einer Sardinenbüchse die Pulsadern aufzuschneiden, und als das nicht gelungen war, hatte er ein Wasserglas zerdrückt und die Scherben verschluckt. Er bezahlte dafür mit einer Menge Bauchschmerzen und später, auf dem Operationstisch, mit einem Teil seines Magens. Angesichts seiner Eigenschaft als potenzieller Selbstmörder barg ein Einweckglas ein ebenso großes Risiko in sich wie eine Granate kurz vor der Explosion.

Ich ahnte, dass er das Einweckglas zu einem aberwitzig hohen Preis einem allzu gutgläubigen Schlucker abgekauft hatte. Denn der Marquis de la Motte warf im Stundentakt Millionen aus dem Fenster, mit einer Lässigkeit, neben der Onassis blass aussah. Mit einem unter den Arm geklemmten Schreibheft streifte er auffällig um die Tische und stellte Schuldscheine über schwindelerregende Beträge aus. Für ein freundliches Wort, ein Lächeln, eine Zigarette oder einen Kaffee legte er prompt ein Schuldanerkenntnis ab, im Stil von: »Unterzeichneter debet die Summe von dreihunderttausend Franc.« Und darunter seine Unterschrift: Marquis Jacques de la Motte. Wiewohl arm wie eine Kirchenmaus, dürfte er binnen weniger Jahre etliche Fantasiemilliarden qua Handzettel verschenkt haben. Er selbst hatte zwar den meisten Spaß daran, trotzdem war es kein geringes Verdienst, dass er mit dieser kruden Täuschung auch andere Insassen der Anstalt aufheitern konnte.

Meine Handlangerdienste wurden seitens des Marquis besonders großzügig belohnt. Der Grund war, dass ich seine zügellose Fantasie anfangs recht leichtsinnig mit den skurrilsten Einfällen befruchtet hatte. Als geborener Verschwörer schmiedete er unentwegt Pläne: für spektakuläre Fluchten, eine systematische Unterminierung der Verwaltung, die gewaltsame Auflösung von Haft- sowie psychiatrischen Anstalten und unerbittliche Vernichtung des Klerus, denn aus einem Grund, den ich nie habe nachvollziehen können, war er leidenschaftlicher Atheist. Auch dieser Charakterzug lag auf der Linie seines rabiaten Anarchismus. Statt des pompösen Titels »Marquis de la Motte«, den er mit Sicherheit in einem Buch über die Französische Revolution entdeckt hatte, hätte er sich besser den Spitznamen Ravachol zugelegt. Richtig ist jedoch, dass ein Adelsprädikat beim Abzeichnen von Millionen-Schecks mehr Wirkung zeitigt als die Heraufbeschwörung von jemandem, der bei passender und unpassender Gelegenheit Bomben legt.

Mein höchstes Honorar – im Wert von vier Millionen Franc – stellte mir der Marquis für die wohldurchdachte, wenn auch ziemlich absurde Idee einer Flucht durch Levitation aus. Die Vorstellung einer möglichen Überwindung der hohen, mit Stacheldraht und Glasscherben bewehrten Mauern beschäftigte ihn seit Jahren, denn auf der anderen Seite dieser Mauern befanden sich die echten, greifbaren Millionen. Nachdem er klassische Methoden wie die Grabung eines Tunnels oder Ersteigung mittels zusammengeknoteter Bettlaken als banal und unausführbar verworfen hatte – die Option einer Sprengung mit Nitroglyzerin ließ er mangels verfügbaren Materials ebenfalls fallen –, spielte er mit der Idee einer ausgefeilten Sprungtechnik. Maßgeblich war hier die Überlegung, dass geübte Stabhochsprungathleten etwa fünf Meter Höhe erreichen. Vier Meter genügten schon, um über die Mauer zu setzen.

Mit einiger Mühe konnte ich ihm diesen Plan ausreden; sonst hätte er am Ende wirklich mit Stangen und Stäben experimentiert und sich noch ein Bein oder womöglich das Genick gebrochen. Zum Ausgleich wies ich ihn unauffällig auf das reizvolle und nebenbei ungefährliche Beispiel einiger Mystiker und begnadeter Zauberkünstler hin, die es in längst verflogenen Zeiten gewagt hatten, sich ohne Hilfsmittel, allein durch Willenskraft und Konzentration, vom Boden zu erheben. Es war, wie fromme Archive behaupteten, im Wesentlichen eine Frage des blinden Glaubens; Newton hat später allerdings wissenschaftliche Einwände gegen diese These geäußert.

Trotz seiner ausgesprochenen Skepsis gegenüber allem, was an religiöse Propaganda grenzte, griff der Marquis die Idee der wundersamen Levitation eifrig auf. Er war sofort bereit, einen Wechsel über vier Millionen Franc zu unterschreiben, unter der Bedingung, dass ich wie das Grab über den gewagten Plan schwieg. Ich sagte, dass mir drei Millionen vollauf genügten, aber er bestand auf vier Millionen. Eine Million pro Meter Levitation schien ihm als Vergütung angemessen.

Einen solchen Spitzenwert habe ich später nie mehr erzielt. Einmal hat er mir noch einen Wechsel über zwei

Millionen ausgestellt, für den Vorschlag, die Phalanx des Klerus durch die allgemeine und kontrollierte Einführung der unbefleckten Empfängnis als Grundvoraussetzung für Mütter zukünftiger Priester, Pfarrer und Nonnen aufzurollen. Aber die Tatsache, dass seine wiederholten Levitationsversuche trotz aller Konzentration und Willenskraft ergebnislos verliefen, muss ihn schwer enttäuscht haben. Dermaßen sogar, dass er auf ein realeres Tätigkeitsfeld umstieg, denn eines Tages suchte er meinen Rat, um den Direktor der Anstalt planmäßig umzubringen. Meine große Chance habe ich damals verpasst, denn er war offenkundig bereit, für nützliche Anregungen die Rekordsumme von zehn Millionen Franc auf meinen Namen zu überschreiben. Alarmiert und beunruhigt lehnte ich jedoch eine weitere Mitwirkung ab. Obwohl der Direktor auch mir nicht besonders sympathisch war, wollte ich, dass es auf friedliche Art mit ihm zu Ende ging.

Ob der Marquis de la Motte mir diese Abfuhr als grobe Kränkung übelgenommen hat, nachdem er mich mit so vielen Gefälligkeiten überhäuft hatte? Anfangs glaubte ich das, weil er mich in den folgenden drei Wochen keines Blickes würdigte. Ich fürchtete sogar, er würde seine früheren Schuldanerkenntnisse zurückfordern, was den endgültigen Bruch zwischen uns bedeutet hätte.

Bis er, völlig unerwartet und ohne eine Gegenleistung zu fordern, mit dem eingelegten Hering im Glas angetrabt kam wie ein Kind mit einem Sträußchen Blumen.

Ich fühlte mich erleichtert, weil er freiwillig auf ein gefährliches Utensil verzichtete, und zugleich war ich gerührt, denn wie sich jetzt herausstellte, war der Marquis de la Motte zu einer konkreten Geste der Großzügigkeit fähig, was gewissermaßen die Gültigkeit seiner wertlosen Millionen bestätigte.

Trotzdem war mir die Sache nicht geheuer.

Ich lag natürlich richtig mit meinem Verdacht. Als ich abends das Glas öffnete, um mir ein Brot mit Hering auf die Gesundheit des Marquis schmecken zu lassen, verbreitete der verdorbene Fisch zehn Meilen gegen den Wind einen ekelhaften Pestgestank.

MOSCHE SCHERONIM

Er hatte den Saal noch keine fünf Minuten betreten, als er – wegen seines eigenartigen Äußeren und auffälligen Verhaltens – schon im Brennpunkt des Interesses stand.

Besonders seine Kleidung zog die Aufmerksamkeit auf sich. Wir Insassen liefen fast alle in alten, tiefseeblau gefärbten kanadischen Uniformen aus dem Zweiten Weltkrieg herum. Dazwischen spazierte hier und da ein gestreifter Schlafanzug, aber das geschah auf ausdrückliche Anordnung des Arztes. Manche erlaubten sich kleine vestimentäre Fantasien mit alten Kopfbedeckungen, Papierschmuck, bunten Schals und flatternden Hemdzipfeln, andere Clownerie aber wurde nicht geduldet.

Das unscheinbare Männchen trug beim Eintreten in den Saal ebenfalls eine blaue Uniform, doch darüber lag eine Art braune Pferdedecke mit breiten weißen Streifen. Eine winzige Haube prangte auf seinem Hinterkopf, und über dem dünnen Hals trug er einen pechschwarzen, in der Mitte gescheitelten Bart. Zusammen mit der Pferdedecke erregte auch dieser Bart Heiterkeit, denn in der Regel war das Tragen eines Bartes aus hygienischen Gründen verboten.

Während sich ein Kreis von Neugierigen und grinsenden Gaffern um ihn bildete, bezog der kleine Kerl, ohne im mindesten auf das lärmende Interesse an ihm zu achten, Posten vor der gekalkten Wand neben dem Büro des Aufsehers, wo er begann, wie ein Zaddik im Gebet Texte aus einem dicken, in schwarzes Leder gebundenen Buch zu murmeln. Seine Stimme hatte einen kehligen Klang, und sein Körper wiegte sich wie in Trance rhythmisch vor und zurück.

Immer mehr Schaulustige scharten sich um ihn, denn zusammen mit der dekorativen Pferdedecke und dem assyrischen Bart ergab dieses Sich-Wiegen eine ungemein fesselnde Attraktion.

Als der stets beutehungrige Gerrit-mit-den-abgeschnittenen-Fingern mitten im Gedränge Anstalten machte, die Pferdedecke gewaltsam in Besitz zu nehmen, und sofort Ärger in der Luft lag, kam der Aufseher breitbeinig angelaufen und rief, so laut und so barsch er konnte: »Circulez!« Weitergehen!

Unwillig wurde dem Befehl Folge geleistet, während der Jude weiter unbeirrt seine Gebete vor der blinden Kalkwand rezitierte, die für ihn zweifellos ein symbolisches Stückchen Klagemauer darstellte.

Mit einem überaus schafsähnlichen Ausdruck auf dem runden Gesicht blickte der Aufseher einige Sekunden lang unschlüssig auf das befremdliche Schauspiel. Dann ging er zögernd auf mich zu.

»Kannst du diesem Rabbi vielleicht klarmachen, dass er seine Pferdedecke ordnungsgemäß abzugeben hat?«, fragte er. »Ich fürchte, das geht nicht ohne Diskussion, und der Kerl kann kein Wort Französisch oder Niederländisch.«

Der Aufseher hatte mich gelegentlich englische Bücher lesen sehen. Anscheinend war er der Meinung, dass sich seit Balfour alle Israelis mit Eifer auf das Studium des englischen Idioms verlegt hätten, und nun sollte ich als Dolmetsch fungieren.

Es hing mir schon gründlich zum Hals heraus, bevor ich überhaupt angefangen hatte. »Einmal angenommen, er versteht Englisch«, sagte ich mürrisch, »und weiter angenommen, er reagiert nicht entgegenkommend; soll ich mich dann wegen der Pferdedecke auch ordnungsgemäß mit ihm schlagen?«

Der Aufseher verzog das Gesicht zu einem schmerzlichen Grinsen.

»Nicht unbedingt«, sagte er. »Vielleicht lässt es sich freundlich bereden. Er wirkt nicht kampflustig.«

»Wie heißt Ihr Rabbi überhaupt?«, wollte ich noch wissen. Wenn doch gesprochen werden musste, konnte es ebenso gut in höflichem Ton geschehen.

Der Aufseher sah in sein Notizbuch und buchstabierte mühsam und mit scheußlichem Akzent einen Namen. Er klang ungefähr so: Mosche Scheronim.

Seufzend stand ich auf, ging langsam auf den Juden zu, und nachdem ich noch rasch überschlagen hatte, dass der Aufseher meine Hilfsbereitschaft nicht zum ersten Mal missbrauchte, sagte ich schleppend und für den Anlass so kehlig wie möglich: »Excuse me, Mister Scheronim.«

Der Jude murmelte noch etwa zehn Sekunden weiter und sah mich dann aus braunen Gazellenaugen an.

»I suppose you speak English«, sagte ich, froh, dass ich schnell und vorerst ohne drohende Katastrophen Kontakt zu ihm hergestellt hatte.

Er sah mich weiter eindringlich an, gab aber keine Antwort.

Mit meinem vorteilhaftesten Lächeln deutete ich einladend auf einen nahen Tisch, denn ich hatte das Gefühl, ein Gespräch würde eher im Sitzen zustande kommen. Das Hin- und Herwiegen seines Körpers hatte zwar aufgehört, aber er stand immer noch in einer etwas vibrierenden Haltung auf der Stelle, als könnte der Rhythmus jede Sekunde wieder einsetzen. Hinter uns hatte der Aufseher sich diskret einige Schritte zurückgezogen, blieb aber in der Nähe, bereit, sich die Pferdedecke bei der ersten günstigen Gelegenheit unter den Nagel zu reißen.

Der Jude klappte sein Gebetbuch zu, hielt segnend die Hände darüber und setzte sich folgsam zu mir an den Tisch.

»Glad to meet you«, sagte ich förmlich. »My name is Roger. Can I do something for you?«

Statt einer Antwort kramte er irgendwo aus einer tiefen Tasche eine Schachtel Zigaretten hervor, die er mir mit seiner behaarten, gepflegten Hand vor die Nase hielt.

Obwohl ich nie Filterzigaretten rauche, wagte ich aus Höflichkeit nicht, sein Angebot zurückzuweisen, denn wer weiß, was der Talmud über abgelehnte Geschenke sagt.

Ich nahm mir eine Zigarette und dankte ihm, wie es sich gehörte.

Er hielt mir immer noch die Schachtel vor die Nase und zeigte mir drei Finger seiner anderen Hand.

Ich schaute verdutzt, aber er nickte ermutigend und wollte mir offenbar zu verstehen geben, dass ich drei Zigaretten nehmen sollte. Er dachte ohne Zweifel, ich hätte mich an ihn herangemacht, um ihm Zigaretten abzuschwatzen. Die Situation war peinlich.

Doch ich wagte es auch diesmal nicht abzulehnen, denn der Glanz seiner Gazellenaugen verriet überdeutlich, wie tief enttäuscht er wäre, sollte ich seine Barmherzigkeit nicht zu schätzen wissen.

Bedächtig legte ich den Nachschlag von zwei Zigaretten links neben mich auf den Tisch, außer Reichweite von Gerrit, der hinter meinem Rücken weiter auf Beute lauerte. Ich gab dem Juden Feuer und versuchte nochmals, ein Gespräch in Gang zu bringen.

»Fine cigarettes«, sagte ich. »I like them very much.« Es klang jämmerlich dumm und war außerdem eine glatte Lüge – eine Filterzigarette schmeckt für mich immer nach parfümiertem Heu.

Noch immer keine Antwort. Ich musste das Thema wechseln. »*Sprechen Sie Deutsch?*«, fragte ich. Nach Kaltenbrunner werden wohl alle Juden ein paar Brocken Deutsch verstehen, dachte ich.

Keine Antwort. Da saß ich, rauchte schamlos seine Zigaretten und konnte ihm anscheinend nicht mal begreiflich machen, was für ein prima Kerl er war; und unterdessen suchte ich nach irgendeinem miesen Trick, um ihm diese Pferdedecke abzuknöpfen, die ihm wahrscheinlich viel bedeutete.

Auf einmal empfand ich großen Selbstekel, außerdem war mein Wortschatz erschöpft. Ich dachte noch kurz an Latein, konnte mir aber kaum vorstellen, dass ein Jude ohne Ahnung von Englisch und Deutsch ausgerechnet mit der Verkehrssprache des Vatikans vertraut sein sollte.

Ich deutete diskret auf seine Pferdedecke und versuchte ihm durch anerkennendes Grimassieren zu verstehen zu geben, wie schön gewebt ich sie fand. »Hevel havolim, kuloj hevel«, sagte er. Es waren seine ersten Worte, und in meinen Ohren klangen sie ebenso unergründlich wie ein kabbalistisches Anagramm auf einer Thorarolle. War es eine Freundschaftsbekundung? Eine Verwünschung? Oder kommentierte er nur das schöne Wetter? Es war mir plötzlich schnurzegal.

Die verbleibenden zwei Zigaretten schob ich so demonstrativ in die Tasche, als wären es Geschenke aus Gold und Myrrhe, verbeugte mich höflich, wie jemand, der auf seine Manieren achtet, und ließ ihn in seiner ganzen Unergründlichkeit sitzen. Möglicherweise hat ihn mein übereilter Abschied zutiefst beleidigt, aber niemand konnte von mir verlangen, dass ich ihm mit orientalischer Schlauheit diese Pferdedecke abluchste. Es war schlimm genug, dass ich ihm unfreiwillig seine unrauchbaren Filterzigaretten stahl.

Die Hände in den Hosentaschen, schlenderte ich am Aufseher vorbei und sagte beiläufig: »Hevel havolim, kuloj hevel, und regeln Sie Ihre schäbigen Angelegenheiten gefälligst selbst!«

Als ich eine halbe Stunde später zur Toilette ging, stand dort schon eine Viererschlange an, während der Jude umständlich ein kleines Geschäft verrichtete. Es gab hinten im Saal nur drei Toiletten für hundertzehn Mann, so dass fast ständig großer Zulauf herrschte. Außerdem glich das Treiben auf diesen Toiletten einem öffentlichen Schauspiel, denn seit Marynissen sich ein halbes Jahr zuvor am Spülkasten erhängt hatte, waren alle Türen herausgebrochen.

Mosche Scheronims kleines Geschäft muss mehr als zehn Minuten gedauert haben. Er urinierte ausgiebig und anhaltend mit dem besonders kräftigen, lauten Strahl eines Pferdes, während er gleichzeitig erneut den Körper tranceartig hin und her wiegte. Es war unglaublich, dass die Blase eines so unscheinbaren Männchens solch eine kolossale Menge Urin fassen konnte.

Hinter seinem Rücken war unruhiges Murren aufgekommen, und es wurde eifrig geklatscht, als Lionels dünne Kinderstimme rief: »Dreckiger Jude, geh nach Jerusalem pissen!«

Als Mosche Scheronim sich endlich umdrehte, spielte ein kleines Lächeln um seinen Bart. Es war das traurigste und verächtlichste Lächeln, das ich je gesehen habe.

Er nahm, die Pferdedecke immer noch um die Schultern drapiert, erneut seinen Posten vor der Kalkwand ein und begann wieder sanft schaukelnd seine Gebete zu rezitieren, ohne dem Kreis von Gaffern, der sich nach und nach wieder um ihn bildete, die geringste Beachtung zu schenken. Auch mir gönnte er keinen Blick mehr. Er muss sich so einsam und so unantastbar gefühlt haben wie Jahwe im Paradies.

MONSIEUR DELCOURT UND DIE WÜRMER

Zum ersten Mal sah Bernard Delcourt die Würmer während des Mittagessens, beim Verzehr von Kartoffelpüree, Rotkohl und Frankfurter Würstchen.

Ich saß ihm schräg gegenüber, und da mir das Essen nicht schmeckte, sah ich verdrossen um mich. Der Anblick dieser fressenden Visagen und das schmatzende, schlürfende Geräusch, das sie machten, war wenig erquicklich.

Bernard Delcourt war ein blutarmer Fünfziger mit einem lächerlichen und völlig vergeblichen Kranz rötlicher Härchen um den Glatzkopf und einem Stahlkneifer über der dosenöffnerförmigen Nase. Hinter dem Kneifer, der noch im letzten Jahrhundert angefertigt worden sein musste und auf den er nicht nur wegen seiner Kurzsichtigkeit großen Wert legte, glommen zwei Äuglein wie Gewehrkugeln in einem kränklichen Gesicht. Er war der Traum von einem Notargehilfen in einer Laientheatertruppe.

Bernard Delcourt war nicht das, was man einen freundlichen Mann nennt. Er war zu scheu, um auf wen auch immer zuzugehen, und genau deshalb ließ er auch jeden in Frieden. Das war sein einziges Verdienst. Notabene erschien er ungewöhnlich gesittet in seinen knappen Worten und Gesten, und diese Höflichkeit verschaffte ihm ein gewisses Ansehen. Die Aufseher nannten ihn ohne einen Hauch Ironie »Monsieur Delcourt«, und unter allen Patienten war er der einzige, der seine persönlichen Kalbslederschuhe tragen durfte, was ein besonderes Privileg war.

Auch war Bernard Delcourt einer der wenigen Anstaltsbewohner, die mit ärztlicher Genehmigung Bücher eigener Wahl aus der Bücherei leihen durften. Bei seinen gestelzten Manieren fiel auf, dass er eine ausgesprochene Vorliebe für die französischen Realisten und Naturalisten zeigte. Wieder und wieder las er die Werke von Sue, Flaubert, Maupassant, Zola und Huysmans, und dabei machte er sich eifrig Notizen in ein dickes Schulheft, das er nach Gebrauch wieder sorgfältig unter Verschluss nahm. Madame Bovary muss er so oft gelesen haben, dass er sie wahrscheinlich zum großen Teil auswendig konnte. Aber was hatte Madame Bovary mit den Würmern zu tun?

Dass sich der Vorfall bei Tisch, beim Verzehr von Kartoffelpüree, Rotkohl und Frankfurter Würstchen ereignete, ist ein Detail, an das ich mich lebhaft erinnere, denn Monsieur Delcourt spuckte voll Abscheu einen Schwall dickflüssiger Nahrung auf seinen Teller zurück. Ich dachte erst, es wäre Blut, aber wie sich zeigte, war es der mit Speichel vermischte und als rosa Brei auf dem Würstchen treibende Rotkohl.

Mein saurer Magen zog sich zusammen, und mir wurde speiübel, während die übrigen Tischgenossen nur erstaunt den Blick hoben und gleich darauf mit Appetit weiteraßen. Dass ausgerechnet der normalerweise so wohlerzogene Monsieur Delcourt derart aus der Rolle fiel, überraschte und ärgerte mich maßlos.

Der Aufseher näherte sich langsamen, aber sicheren Schrittes dem Tisch. Zum Zeichen seiner Missbilligung runzelte er seine Brauen zu zwei Spitzbögen.

»Ist etwas nicht in Ordnung, Monsieur Delcourt?«, fragte er ruhig und ein wenig herablassend, wie es unbeirrbare Lehrer bei ungezogenen Schülern zu tun pflegen.

Delcourt gab keine Antwort. Erstarrt saß er vor seinem Teller und blickte wie hypnotisiert auf das schleimige Erbrochene.

»Ist Ihnen nicht gut?«, fragte der Aufseher mit leicht angehobener Stimme, aber ohne gereizten Unterton.

Delcourts kleine Kugelaugen starrten weiter wie magnetisiert auf den Teller. Er deutete mit spitzem Zeigefinger auf den rosa Matsch; kein Wort kam über seine Lippen. Neben ihm kicherte Lamartine wie ein Schulmädchen. Er amüsierte sich großartig.

Der Aufseher schnipste mit Daumen und Mittelfinger, worauf der Küchenlehrling in seiner weißen Schürze sichtlich widerstrebend angeschlendert kam, um die Schweinerei zu entfernen. Er nahm den Teller mit ausgestreckten Armen auf, als wäre er mit Exkrementen gefüllt, und drehte den Kopf mit der ostentativ himmelwärts gereckten Nase krampfhaft zur Seite. Der Anblick war so ansteckend, dass im Saal Tumult ausbrach. Der Aufseher klatschte zum Zeichen, dass das Mittagessen zu Ende sei, laut und schnell in die Hände, und sofort begann ein Gerenne zum Ausgang, um die grässliche Bestrafung zu kommentieren, die Bernard Delcourt todsicher erwartete.

Nur Delcourt selbst blieb reglos auf seinem Platz sitzen und lugte starr hinter den funkelnden Gläsern seines Kneifers hervor.

Mit verschränkten Armen baute sich der Aufseher breit vor ihm auf und wiederholte geduldig seine erste Frage: »Stimmt etwas nicht, Monsieur Delcourt?«

Ohne sich aus seiner starren Haltung zu lösen, flüsterte Delcourt mit abgründiger Verachtung: »Die Drecksviecher.«

»Welche Viecher?«, fragte der Aufseher seufzend. Er hatte schon mit so vielen Spezies in seltsamsten Spielarten zu tun gehabt, dass das zoologische Phänomen ihn aufrichtig zu langweilen begann.

»Würmer«, antwortete Delcourt. Ein Frösteln ließ seine Stimme erzittern. »Scheußliche, glitschige Würmer.«

Natürlich, Würmer, dachte der Aufseher. Es fängt fast immer mit Würmern an, und man weiß nie, mit welchen schrecklichen Ungeheuern es enden wird. Allmählich hatte er eine ganz ordentliche psychiatrische Erfahrung.

»Welche Würmer?«, fragte er mit unerschöpflicher Geduld. »Waren es rote, weiße, gelbe, schwarze?«

»Orange«, sagte Delcourt. »Es waren dicke, lange orange Würmer.«

Diese Farbe haben wir bisher nicht in unserer Sammlung, dachte der Aufseher. Orange scheint mir keine aggressive Farbe zu sein. Unter dem Vorbehalt einer näheren Fühlungnahme scheinen mir orange Würmer schwarzen Exemplaren immer noch vorzuziehen zu sein, denn mit dem dunklen Getier gibt es garantiert Unfrieden in den Gläsern.

Er klopfte Delcourt ermutigend auf die Schulter. »Dagegen haben wir bestimmt ein gutes Mittel«, sagte er. »Ich verschreibe Ihnen Tropfen, die diesen Mistwürmern gründlich den Garaus machen, und nach einer Stunde werden Sie sich viel besser fühlen.«

An diesem Abend schrieb der Aufseher selbstgefällig in sein Patientenbuch: »Monsieur Delcourt prétend voir des vers de couleur orange ... Monsieur Delcourt behauptet, orange Würmer zu sehen. Ich habe ihm gemäß den Anweisungen des Nervenarztes, Dr. Poulard, zehn Tropfen RL-793 verabreicht. Eine halbe Stunde vor dem Schlafengehen erschien mir der Kranke entspannt.«

Delcourt verbrachte eine ruhige Nacht. Am nächsten Morgen bekam er erneut seine zehn Tropfen RL-793 in einem Glas Wasser, das er widerstandslos und fast gierig leerte. Er weigerte sich indes starrköpfig, den Speisesaal zu betreten. Der Aufseher bemühte sich, ihn mit sanftem Druck umzustimmen, gab aber nach drei vergeblichen Versuchen auf. Da steht uns wohl wieder mal eine Nahrungsverweigerung ins Haus, dachte er bedrückt. Aber in der gleichen Sekunde musste er seine ganze Aufmerksamkeit dem Grafen von Orléans zuwenden, der angefangen hatte, den gelähmten Semmelinck mit einem Holzlöffel zu versohlen. Der Graf wurde ungeachtet seines Chlorpromazins mit jedem Tag anstrengender.

Auch Dr. Poulard schien sich für die orange Farbe der Würmer zu interessieren, denn nach Einsicht in den Krankenbericht meinte er anerkennend: »Remarquable.« Zur großen Zufriedenheit des Aufsehers.

Dr. Poulard war ein Psychiater vom alten Schlag, der spitzfindig nach dem tiefsten Grund der Dinge schürfte. Im vorliegenden Fall lag es auf der Hand, dass er seine Diagnose auf eine mögliche Osmose von Tierhalluzinationen mit allergisch-reaktiven Farbassoziationen mit resultierendem Schock aufbauen musste. Intuitiv wusste der Aufseher das auch, ihm war aber weniger klar, was er damit anfangen sollte. Um ehrlich zu sein, war es auch Dr. Poulard nicht so klar.

»Nun, mal sehen«, sagte er. »Wurde der Patient in letzter Zeit durch den einen oder anderen Gegenstand – einen Gegenstand in dieser besonderen Farbe – vor den Kopf gestoßen? Es weiß natürlich jeder, dass Orange ein Derivat der primären Farben Rot und Gelb ist. Delcourts Schock kann somit durch eine Mischung von Wut und Hass ausgelöst worden sein. Welches hassenswürdige Objekt könnte Monsieur Delcourts Wut entfacht haben?«

Der Aufseher blieb die Antwort schuldig; er wusste sie nicht. Und eigentlich begriff er auch nicht, welche Rolle die Würmer in dieser Farbkombination spielten. Wenn Hass und Wut im Unterbewusstsein des Menschen wirklich wurmstichig sind, muss die Welt unweigerlich an den Würmern zugrunde gehen. Aber da er sich diese Überlegung Dr. Poulard gegenüber nicht erlauben konnte, zuckte der Aufseher die Schultern.

»Soweit ich weiß, gibt es in der Umgebung keine auffällig orangen Objekte«, sagte er zögernd. Zur Sicherheit schaute er hoch zu den Schirmen des Kronleuchters – aber die waren ausgesprochen rot. Der Saal hatte abends immer etwas von einem Puff.

»Lebewesen sind auch Objekte«, präzisierte der Psychiater. »Ist unter den Patienten oder dem Personal vielleicht jemand mit einem dunkleren Hautton, der ins Orange spielt? Zum Beispiel weisen einige mongolische Völker ein betont oranges Pigment auf. – Es ist nur ein Gedanke.«

Stoffels, dachte der Aufseher. Stoffels, der mit seinem Leberleiden aussah wie ein auf den Hund gekommener chinesischer Mandarin. Er ließ den Gedanken jedoch gleich wieder fallen, denn Stoffels lag seit zwei Monaten im Krankensaal und hatte auch davor wenig Kontakt zu Delcourt gehabt.

»Es kann natürlich auch rein psychisch sein«, sagte der Psychiater. Er hatte weder Zeit noch Lust, jedes einzelne Objekt in der Umgebung auf seine Orangetönung zu untersuchen. »Was liest Monsieur Delcourt denn so in letzter Zeit?«

Der Aufseher ging die Lesekarte aus der Bücherei holen, und da standen sie alle in Reih und Glied, ein wenig aus der Mode gekommen, aber doch noch vorzeigbar mit ihren glutvollen Schriften: Flaubert, Sue, De Maupassant, Zola.

»Remarquable«, sagte der Psychiater zum zweiten Mal.

Der Aufseher, dem es zwar gänzlich entging, was an den vergilbten Seiten einer kleinen Gruppe von Luftikussen aus dem vorigen Jahrhundert so bemerkenswert war, nickte bekräftigend.

»Der Patient macht sich auch regelmäßig Notizen zu seiner Lektüre«, sagte er. Wenn Flaubert so bemerkenswert war, dann konnten Delcourts Kritzeleien vielleicht ebenfalls lesenswert sein.

»Das hätten Sie mir früher sagen müssen«, sagte der Psychiater mit leichtem Tadel in der Stimme. »Könnte ich einen Blick auf diese Notizen werfen?«

Der Aufseher machte sich auf den Weg vom Büro in den Saal, wo Delcourt einsam in einer Ecke saß und an die Würmer dachte.

»Darf ich um Ihren Spindschlüssel bitten, Monsieur Delcourt?«, fragte er förmlich. Er trug einen Zweitschlüssel bei sich, aber die Regularien besagten, dass persönliche Habe ohne Genehmigung des Eigentümers nicht angerührt werden durfte. Wenn keine Notwendigkeit dazu bestand. Und vorläufig bestand noch keine Notwendigkeit dazu.

Schweigend händigte Delcourt ihm den Schlüssel aus. Er tat mechanisch, was man ihm sagte, außer Speisen mit Würmern zu sich zu nehmen.

Dr. Poulard blätterte neugierig in dem Notizheft, aber der Inhalt erwies sich als Enttäuschung. Hauptsächlich sentimentale Beschreibungen idyllischer oder dramatischer Szenen bei Sonnenuntergang und im Mondschein. Und keine Silbe über Ungeziefer.

»In Wirklichkeit waren die sogenannten Realisten und Naturalisten nur ein Haufen romantischer Träumer«, sagte der Psychiater ein wenig blasiert. Er unterdrückte ein Aufstoßen und fragte sich, wie um alles in der Welt er diese Wut und diesen Hass herleiten sollte.

»Schicken Sie Delcourt doch mal zu mir«, sagte er. »Vielleicht kann er uns selbst mehr dazu sagen.«

Delcourt wusste jedoch nichts zu sagen. Er reagierte nicht auf sinnvolle und ebenso wenig auf unsinnige Fragen und blickte durch seinen Kneifer gequält auf einen rosafarbenen Pickel auf der Wange des Psychiaters.

Dr. Poulard wiederum blickte fragend den Aufseher an, als hoffte er noch auf einen Vorschlag aus dieser Ecke, bevor der schließlich die Achseln zuckte.

»Wir schauen uns die Sache noch ein paar Tage an«, sagte er. »Vielleicht renkt es sich von selbst wieder ein. Schlussendlich ist Orange eine Sekundärfarbe, und die Würmer sind für uns alte Bekannte. Sie kommen und gehen. Geben Sie ihm weiter RL-793 und sehen Sie zu, dass er etwas zu sich nimmt. Vorzugsweise feste Nahrung, Zwieback, Schokolade, Sie wissen schon. Aber nicht forcieren! Ein paar Tage Fasten können nicht schaden. Wenn sich nach drei Tagen noch nichts tut, leiten wir die intravenöse Ernährung ein.«

Er überflog hastig die übrigen Krankenberichte, verschrieb eine erhöhte Dosis Chlorpromazin für den Grafen von Orléans und telefonierte mit seiner Frau, damit sie schon den Tisch deckte.

Ein paar Tage Fasten können wirklich nicht schaden, dachte der Aufseher und kümmerte sich nicht weiter um Delcourt, der sich den Rest des Tages erfreulich still verhielt.

Nur beim Schlafengehen wurde er ein wenig unruhig. Jämmerlich winselnd wie ein kuschender Hund lag er in seinem Bett und bellte das orangefarbene Mondlicht an.

Als Gaston, der alte Nachtwächter, der zwar schon etwas senil wurde, aber noch recht gut zu Fuß war, von seiner Runde zurückkehrte, schrieb er mit steifen Fingern in das Patientenbuch: »Monsieur Bernard Delcourt souffre d'un rhume ... Monsieur Bernard Delcourt leidet an einem Schnupfen. Er hustet zum Gotterbarmen. Nach den Anweisungen des Internisten Dr. Hoffman für einen solchen Fall habe ich ihm einen Löffel Brust-Sirup, hochdosiert, verabreicht. Eine halbe Stunde später ist der Kranke eingeschlafen.«

Tatsächlich schlief Monsieur Delcourt eine halbe Stunde nach dem »Brust-Sirup, hochdosiert« einen Schlaf, aus dem er nicht mehr erwachen sollte. Sein Körper war reif für die Würmer.

BRIEF AN DEN KÖNIG

Sire,

Als Frontsoldat im Großen Krieg, vierzehn Monate Schützengräben an der Yser, acht Monate Feldlazarett mit einem bis übers Knie abgeschossenen Bein und einer Brust voll Orden, nehme ich, Corthals, Jeroom Corneel Alfonsina, sechsundsechzig Jahre, mir die Freiheit, mich unterwürfig an Eure Majestät zu wenden, um Euch wissen zu lassen, dass es so nicht mehr weitergehen kann.

Seit neun Jahren unschuldig in Haft aufgrund einer falschen Anklage des Abspoel, Gustaaf, der vor dem ostflämischen Assisenhof ohne Beweise unter Eid ausgesagt hat, ich hätte seine minderjährige Tochter Rosalie vergewaltigt und erwürgt, sehe ich es als meine Pflicht an, Eure Majestät darüber in Kenntnis zu setzen, dass ich, wie weiter oben erwähnt schwerversehrt und dekoriert, in dieser Anstalt langsam, aber sicher vergiftet werde.

Neun Jahre habe ich es schweigend und geduldig ertragen, dass man mich, obwohl dafür gar kein Grund bestand, auf die ausgetüfteltsten Weisen schikaniert und gepiesackt hat.

Ein Veteran von vierzehn-achtzehn kann viel verwinden, und an der Yser habe ich Schlimmeres mitgemacht. Diese Novembernacht zum Beispiel, ich werde es nie vergessen, als ich mit meinem zerschmetterten Bein im

Schlamm von Ramskapelle lag und im Dunkeln heulte wie ein Tier, während die Schrapnells über meinem Kopf hinwegpfiffen, dass es zum Verrücktwerden war, und den nächsten Morgen, als die Sanitäter, denen selbst noch der Schreck in den Gliedern steckte, mich in den Operationssaal trugen und der Arzt zu mir sagte: »Sie müssen jetzt die Zähne zusammenbeißen, Jeroom Corthals, denn der Lastwagen mit Morphium und anderen Medikamenten ist heute Nacht zwei Kilometer von hier nach Beschuss ausgebrannt.« Damals habe ich innerhalb weniger Stunden mehr gelitten als in den ganzen letzten neun Jahren zusammen.

Dass man mich im ersten Jahr, als ich wegen der Falschanklage des Abspoel, Gustaaf, so schlimm mit den Nerven zu tun hatte, mit meinem einen gesunden Bein aufs Bett gefesselt und mehr als einmal vergessen hat, mir zu essen zu bringen, wo ich doch immer ein tüchtiger Esser gewesen bin – sei's drum.

Dass man mich nicht zum Begräbnis meines ältesten, an Kehlkopfkrebs verstorbenen Bruders Kamiel hat gehen lassen, weil die Ärzte sagten, ich könnte am offenen Grab einen Anfall bekommen; ich, ein Vierzehn-Achtzehner, der, ohne mit der Wimper zu zucken, über Hunderte von Leichen gegangen ist und drei schwerverwundete Deutsche eigenhändig mit dem Bajonett abgestochen hat, weshalb hätte ich vor einem säuberlich zugenagelten Sarg, und sei's auch der meines lieben Bruders, einen Anfall kriegen sollen? Dass ich nicht lache! Aber sei's drum.

Dass man mich in eine Zwangsjacke gesteckt hat, um

mir anschließend mit drei Mann eine Abreibung zu verpassen, nachdem ich, am Ende meiner Nerven, den aufsichthabenden Jean-Marie Delamar an der Gurgel gepackt und so lang zugedrückt hatte, bis er uns fast wie Rosalie entschlafen wäre, was sein verdientes Schicksal gewesen wäre – Schwamm drüber. Ich beschwere mich nicht über Nebensächlichkeiten.

Nun aber, da man dabei ist, mich auf langsame und listige Weise zu töten, kann und darf ich nicht länger schweigen. Der Kamerad, der hier an meiner statt schreibt, weil ich nur bis zum neunten Lebensjahr eine Schule besucht habe und als alter Frontsoldat viel besser mit dem Gewehr umgehen kann als mit einem Schreibstift, sagt, dass ich meine Beschwerde an den Untersuchungsrichter oder den Prokurator des Königs beim Gerichtshof von Gent senden soll, aber so blöd bin ich nicht! In den vergangenen Jahren habe ich mich um den Verstand geschrieben: an Anwälte, Untersuchungsrichter, Staatsanwälte, Minister und an die Herren Präsidenten von patriotischen Vereinen. Sire, glauben Sie, jemand von denen antwortet mir? Ich bezweifle sogar stark, dass meine Briefe dort je mit der nötigen Aufmerksamkeit gelesen wurden.

Deshalb habe ich jetzt beschlossen, grobes Geschütz aufzufahren und mich direkt an Eure Majestät zu wenden, die höchste Autorität im Lande und Enkel des verstorbenen und betrauerten Soldatenkönigs Albert, unter dessen Befehl ich mir dieses Bein habe abschießen lassen.

Sire, die Sache ist die. Seit drei Wochen bekomme ich hier nun Tropfen. Gegen die Nervosität, sagt der Arzt, doch ich habe schon von Kindheit an schwache Nerven. All die neun Jahre in der Anstalt hindurch bin ich vor Nervosität schier vergangen, und jetzt auf einmal zieht man diese Tropfen aus dem Hut! Und was geschieht? Die Lebenskraft schwindet jeden Tag mehr. Manchmal dreht sich auch alles vor meinen Augen, und wenn ich zwanzig Meter gehe, rattert mein Herz wie ein Uhrwerk. Früher konnte ich auf meinem einen Bein zwanzig Kilometer gehen und danach noch bequem eine halbe Minute die Luft anhalten.

Das erste Mal wurden mir die Tropfen in einem Glas Wasser gebracht. Ich habe denen ins Gesicht gelacht und das Glas zum Fenster hinausgeschmissen. In den Tagen darauf mischte man die Tropfen unter meine Suppe, in den Kartoffelbrei, ins Hackfleisch und in den Pudding vielleicht auch, denn sie wissen genau, wie versessen ich auf den bin.

Ich habe das Essen verweigert, so dass ich nach zwei Tagen vor Hunger ganz kraftlos war. Sire, ich erwähnte es schon, ich bin ein tüchtiger Esser. »Wenn Sie nicht essen, spritzen wir Ihnen die Tropfen ins Gesäß«, haben sie gedroht. »Mit wie viel Mann wollt ihr dafür anrücken?«, habe ich gefragt. »Wenn es sein muss, mit zehn«, war die Antwort. Sire, ich frage Euch von Mann zu Mann, ist das nicht feige? Zehn Mann gegen einen lahmen Kriegskrüppel?

Ich habe dann doch angefangen zu essen, nicht weil ich wollte, sondern weil es sein musste. Und jetzt sitze ich hier, ohne Lebenskraft, mit Buttermilch in den Augen, Sägemehl in meinem einen Bein und im Herzen eine Schießbude. Noch drei Wochen und es ist aus mit mir.

Nun frage ich Euch, Sire: Könnt Ihr vor einem solchen Anschlag auf das Leben eines Veteranen, der fürs Vaterland ein Bein gegeben hat, die Augen verschließen?

Alles ist natürlich die Schuld des Aufsehers Jean-Marie Delamar, der mich nicht mehr riechen kann, seit ich ihm in rechtmäßiger Selbstverteidigung an die Kehle gegangen bin; und der den Arzt aufgehetzt hat, mich heimlich aus dem Weg zu räumen. Esse ich meine Suppe oder meinen Pudding, späht er mich jedes Mal aus, und pfeife ich ihm dann die Meinung, schüttet er sich aus vor Lachen. Wenn ich nur nicht so matt wäre, ich würde ihn mit dem Gesicht in die Suppe drücken, bis er daran erstickte.

Das wollte ich Euch wissen lassen, Sire, und ich hoffe, Ihr werdet eine Untersuchung in dieser Angelegenheit einleiten, denn wenn der König nicht für das Recht und das Leben seiner Kriegsveteranen eintritt, so frage ich Euch: Wozu haben wir dann den Krieg von vierzehnachtzehn gewonnen?

Hochachtungsvoll ergebenst,
Jeroom Corthals

LEKTION IN PHILOSOPHIE

Unter dem Holunderbaum im Garten habe ich mit Casimir über das Glück gesprochen.

Casimir hielt den unangefochtenen Rekord in der Dauer des Anstaltsaufenthalts: zweiunddreißig Jahre. Er war bulgarischer Herkunft, und sein Verbrechen war so verstörend, dass nur wenige es kannten und niemand es aussprechen mochte.

Mit seiner hochgewachsenen Gestalt, dem gepflegten Schnurrbart und den stahlblauen Augen hatte er das Äußere eines gut erhaltenen Offiziers im Ruhestand. Er hatte vollendete Manieren und war so stolz, dass man ihm nur schwer näherkam. Wenn nur wenige sein Verbrechen kannten, so gewannen auch nur wenige sein Vertrauen. Außer seiner martialischen Statur und dem verhüllten Stolz verfügte Casimir über ein erstaunliches Gedächtnis. Die Bücher der Anstaltsbibliothek hatte er alle gelesen und wieder gelesen. Den Petit Larousse konnte er praktisch aus dem Kopf hersagen, und mit Hilfe alter Zeitschriftenartikel hatte er eine enzyklopädische Sammlung über die verschiedensten Themen angelegt. Für Liebhaber von Kreuzworträtseln und Gehirnakrobatik, die gelegentlich in seiner Gunst standen, war er eine nie versiegende Erkenntnisquelle. Der höchste Gipfel des Atlasgebirges? Der Abstand von der Erde zur Venus? Die säkulare Evolution der Alaska-Lupine oder die chemische Zusammensetzung des Meerwassers? Casimir wusste die Antwort.

War er in meditativer Stimmung, kam es vor, dass er mir Philosophieunterricht gab.

So wie an jenem Sonntagnachmittag im Garten.

»Glück«, legte er dar, »existiert nicht. Es ist eine abstrakte Erfindung des Menschen, der der Sublimierung seiner Bestrebungen einen Namen geben will. In seiner Beschränktheit strebt der Mensch mit wehmütigem Seufzen nach einem verlorenen Paradies, das es nie gegeben hat, nach einer unmöglichen Vollkommenheit und Absolutheit. Und diesen übermenschlichen Wunschträumen gibt er menschliche Namen und Gestalten: Gott, Freiheit, Unschuld, Ewigkeit, Liebe, Immaterialität, Raum. Es ist eine absurde Sehnsucht, und doch macht der Mensch in dieser Absurdität verzweifelte, quälende Versuche, seine unvermeidlichen Unzulänglichkeiten loszuwerden. Nur wenn der Mensch sich in kühler, rationaler Überlegung über seine natürliche Beschränktheit Rechenschaft gibt und akzeptiert, dass ihm absolute Vollkommenheit nicht gegeben ist – mit der Folge, dass Gott, Freiheit, Ewigkeit etc. nicht existieren –, ist das Leben jenseits vom Guten und Bösen erträglich. Es ist die Kunst des Kompromisses.«

Seine These war glasklar und natürlich so alt wie die Welt. Wahrscheinlich hatte er sie irgendwo bei Kant, Hegel, Schopenhauer oder vielleicht sogar Sartre gelesen. Oder im erstbesten Roman von Zola.

»Dennoch wird jeder Mensch, selbst unter den aussichtslosesten Umständen, nach Glück streben«, sagte ich. »Das Unmögliche muss also schon eine starke Anziehungskraft haben.«

»Ich weiß«, antwortete er. »Natürlich strebt der Mensch nach der Befriedigung seiner Lüste, und das letzte Ziel des Lustprinzips nennen wir Glück.«

Auch das hatte er gelesen: bei Sigmund Freud, Lieblingsautor der geistesgestörten Intellektuellen.

Es war überraschend, diesen hellsichtigen Standpunkt der Resignation und Relativität aus dem Munde von jemandem zu hören, der – gleich dem Ikaros – tollkühn und sinnlos gegen die menschliche Beschränktheit aufbegehrt hatte und seit zweiunddreißig Jahren wimmernd auf seinen blutigen Schwingen lag. War diese Resignation das endliche Ergebnis seiner Haft? Oder sagte er nur papageienhaft eine Lektion auf?

»Wenn es das Glück nicht gibt, dann gibt es vernünftigerweise auch das Unglück nicht«, sagte ich. »Zurzeit zieht ein indischer Magus durch unsere Breiten, der behauptet, dass man durch Meditation und Besinnung alle Beschränkungen und Nöte aufheben kann. Auch er lehrt eine Theorie vom inneren Gleichgewicht durch Kompromiss. Jetzt frage ich dich: Hast du es, nach all diesen Jahren, geschafft, die Kunst des Kompromisses so weit zu entwickeln, dass du in Unfreiheit leben kannst, ohne deshalb unglücklich zu sein?«

Es war eine freche, fast unverschämte Frage, die tief in seine Privatsphäre eindrang und vermutlich seinen Stolz kränkte.

Er zuckte die Schultern. »Freiheit ist eine Frage der Unabhängigkeit. Ich bin nicht abhängiger als alle anderen. Ich bin an die Aufseher gebunden, und die Aufseher sind es an mich. Meine Fesseln sind nur symbolisch; sie sind an ihre Frauen, ihre Kinder, ihre Arbeit, ihren Fernseher, ihre sozialen Regeln gefesselt. Sie bringen mir das Essen, verabreichen mir Medikamente und dürfen mich nicht eine Minute aus den Augen lassen. Gehe ich einen Schritt, muss der Aufseher den Schritt mit mir gehen. Ich entscheide über die Richtung. Eine Richtung in einem abgesteckten, begrenzten Raum zwar, aber folgen muss er. Faktisch ist der Aufseher weniger frei, als ich es bin.«

Etwas in seiner Argumentation ging nicht auf, aber um ihm nicht noch die letzte Illusion zu nehmen, schwieg ich.

Über unseren Köpfen duftete der Flieder, und eine Amsel flötete, dass Regen im Anzug war.

»Wie heißt dieser indische Weise?«, fragte er nach einer Weile.

»Maharishi Mahesh Yogi«, sagte ich.

Casimir schrieb den Namen sorgfältig in sein Notizbuch. Er befeuchtete seinen Schnurrbart mit der Zungenspitze und rieb sich erfreut die Hände.

»Noch einer von diesen Betrügern, die ich aus dem Weg räumen muss«, sagte er.

»Betrüger?«, fragte ich arglos.

»Gewissenlose Schurken, die mir meine Ideen stehlen und sich dafür die Lorbeeren anheften. Wenn ich freikomme, werde ich sie einen nach dem anderen töten.«

Er sah verstohlen um sich, bevor er mir das Notizbuch zeigte, in dem die Namen von bis zu zwei Dutzend illustren Todeskandidaten verzeichnet waren. Sartre stand tatsächlich auch auf der Liste.

DIE REGELN DES SPIELS

»Eröffnen Sie sizilianisch oder indisch?«, fragte er.

Ich betrachtete abwägend die Figuren, die aufgereiht in Schlachtordnung auf dem Schachbrett standen.

»Ach, na ja«, sagte ich, »ich eröffne so, wie es mir einfällt. Ich bin kein Berufsspieler.«

»Aber für mich ist es wichtig, Ihre Eröffnung zu kennen«, drängte er. »Sie müssen nach den Regeln spielen!«

Ich sah ihn mir etwas genauer an. Er war vor einer halben Stunde in den Saal gebracht worden. Ein dunkelhaariger junger Mann mit leicht hölzernen Bewegungen, der aber auf den ersten Blick sympathisch wirkte. Eine Zeitlang hatte er sich die gemischte Gesellschaft mit hinter dem Rücken verschränkten Armen ruhig angeschaut und sich danach an einen Tisch gesetzt, wo er mit langsamen, abgezirkelten Bewegungen anfing, die Steine auf dem Brett anzuordnen.

Als ich im Vorbeigehen zur flüchtigen Begrüßung kurz lächelte, lud er mich mit einer Handbewegung zu einer Partie ein.

Warum nicht, dachte ich. Ich war froh, endlich jemandem zu begegnen, mit dem ich vielleicht ab und zu eine anständige Partie Schach spielen konnte. Aber sobald er mich drängen wollte, meine Strategie zu enthüllen, bedauerte ich meine Entscheidung schon wieder. Ich lasse mir nicht gerne in die Karten schauen, und außerdem hasse ich alle Methodik. Ich spiele nie nach einem Marschplan. Als er dann noch so nachdrücklich sagte, ich müsse »nach den Regeln spielen«, war er mir plötzlich weniger sympathisch. Da halfen auch kein freundliches Gesicht und keine warme Stimme und keine gepflegten Manieren.

»Gut«, sagte ich, »wenn Sie darauf bestehen: Ich denke, ich versuche es diesmal mit der portugiesischen Eröffnung.«

Ich hätte nie vermutet, dass es im Schach so etwas wie eine portugiesische Eröffnung gibt, und falls doch, wusste ich noch weniger von der Technik. Da hatte ich mir etwas Schönes eingebrockt.

Als ich mich wieder gesammelt hatte, zog ich einen beliebigen Bauern vorwärts, in der Hoffnung, mich damit nicht für immer vor ihm zu blamieren.

Er lächelte nachsichtig und zog einen schwarzen Bauern auf das korrespondierende Feld. Fürs Erste lief es nicht so schlecht.

Es lief vor allem nicht schlecht, weil nach drei Zügen klar war, dass er wie ein Anfänger herummurkste.

Es lag auf der Hand, dass er mit seinem »sizilianisch oder indisch« von Anfang an nur Eindruck auf mich hatte machen wollen, und aus taktischer Sicht konnte ich es ihm nicht mal verübeln.

Ich zögerte meinen Durchbruch absichtlich etwas hinaus, schlug seinen Läufer erst im sechsten Zug und setzte ihn direkt ins Schach.

Zu meinem Erstaunen schlug er nun völlig regelwidrig einen meiner Springer aus dem Spiel und kündigte, obwohl von einem »Schach« keine Rede sein konnte, seinerseits Schach an!

»Nehmen Sie's nicht übel«, sagte ich, »aber das verstößt gegen die Spielregeln. Sie müssen sich aus dem Schach befreien, und außerdem haben Sie kein Recht, so mir nichts, dir nichts meinen Springer vom Brett zu nehmen.«

Er wurde blass, und ich hatte gar den Eindruck, dass seine Pupillen sich verengten. Doch er wusste sich zu beherrschen.

»Ich bitte um Verzeihung«, sagte er, »ich war einen Moment abgelenkt.«

Unbeholfen begann er, gegen sämtliche Konventionen Steine zu verschieben, und ich bemerkte, dass er die Gelegenheit nutzte, um unauffällig zwei seiner Bauern ein Feld vorwärtszuziehen.

Als er beim nächsten Zug ohne jede Berechtigung meinen Turm vom Brett nahm, kam ich, leider zu spät, zur Überzeugung, dass eine Fortsetzung der Partie vollkommen unsinnig war.

Ich legte demonstrativ meinen König und streckte ihm die Hand hin. »Ich gebe mich geschlagen«, sagte ich. »Sie sind der bessere Spieler.«

Darüber war er sichtlich beglückt, denn er wog meinen König wie eine kostbare Trophäe in der Hand.

Als ich Anstalten machte aufzustehen, packte er mich am Arm.

»Sie vergessen, Ihre Schulden zu begleichen«, sagte er allen Ernstes.

»Meine Schulden?«, fragte ich mit ungespielter Verwunderung.

»Sie haben verloren, also schulden Sie mir eine Schachtel Zigaretten«, präzisierte er, und es klang genauso eindringlich wie seine Mahnung zu Beginn der Partie: »Sie müssen nach den Regeln spielen!«

Er war noch blasser geworden, und seine Nasenflügel bebten. Aber um mich war es wahrscheinlich nicht besser bestellt.

»Sie träumen wohl«, sagte ich kühl. »Die Zigaretten können Sie sich vom Weihnachtsmann wünschen.«

Ich kehrte ihm den Rücken zu und zog, um meinen Groll abzulassen, mit den Händen in den Hosentaschen in Richtung Klo ab.

Zum Glück stieß Semmelinck einen Schrei aus. Ich fuhr wie der Blitz herum und wich dem Schlag mit dem Schachbrett, mit dem mich mein Gegenspieler im Rücken angriff, mit knapper Not aus.

Während das Brett klappernd über die grünen Fliesen schlitterte, konnte ich den dunkelhaarigen jungen Mann, der unter wildem Grimassenschneiden seinen epileptischen Anfall bekam, in letzter Sekunde auffangen.

Es war, rational betrachtet, nicht möglich, und doch habe ich es mit eigenen Augen geschehen sehen.

Den schweren Radiator der Zentralheizung hoch über den Kopf gestemmt, stürmte Vukovic schnaubend durch den Saal. Er hatte das eiserne Ungetüm mit wenigen kraftvollen Rucken aus der Wand gerissen, und mit dieser gefährlichen Waffe begann er eine wilde Verfolgungsjagd auf den kreischenden Sneyers, der Hals über Kopf Zuflucht suchte – ausgerechnet unter meinem Stuhl.

Janos Vukovic war ein Baum von einem Kerl mit phänomenalen Muskeln. Über seine Kraftmeiereien kursierten in der Anstalt die ausschweifendsten Erzählungen, die nur zur Hälfte zusammenfantasiert waren. Legendär war seine Heldentat in der Arrestzelle, wo er drei Aufseher mit den Köpfen aneinandergeschlagen und außer Gefecht gesetzt hatte. Weniger blutrünstig, aber nicht weniger eindrucksvoll war sein Auftritt, als er – wegen einer Wette – den massiven Billardtisch an einer Seite auf Schulterhöhe anhob und ihn anschließend auf die andere Seite des Saals schleifte. Mit dem Herausreißen des Heizkörpers fügte er dem Verzeichnis der Triumphe seiner außergewöhnlichen Muskelstärke einen neuen Rekord hinzu.

Im täglichen Umgang wurde Vukovic der »Zigeunerkönig« genannt, und auch dieser romantische Spitzname war nur teilweise der Fantasie entsprungen. Obwohl niemand genau wusste, wo und wann er geboren war, wurde allgemein angenommen, er habe einem rastlosen Nomadenstamm angehört, der von den mazedonischen Hochebenen in unsere Niederungen ausgeschwärmt sei.

Wie Herkules, Samson und andere verwirrte Gewaltmenschen war Vukovic ein Mann von gutmütiger Wesensart. Es schien fast, als schämte er sich ein wenig seiner ungeheuren Gestalt und der geballten Sprengkraft in ihrem Inneren. Mit seinen trägen Bewegungen machte er manchmal den Eindruck, als wollte er diese Explosivität durch die größtmögliche Bedächtigkeit vor Erschütterungen schützen, ähnlich einem Spediteur, der in seinem Zehntonner Dynamit transportiert. Er war ein umgänglicher Mensch, dieser Janos Vukovic, aber wenn er einen seiner fürchterlichen Wutanfälle bekam, dann ging das Dynamit mit einem atemberaubenden Krach in die Luft, und zurück blieben nur rauchende Trümmer. In der Anstalt passierte das von Zeit zu Zeit, und leider war es auch draußen einmal passiert.

Vukovic baute sich also mit dem eisernen, tropfenden Röhrenheizkörper über seinem Kopf drohend vor mir auf, während der unter meinem Stuhl kauernde Sneyers sich so klein wie möglich machte.

Jeder in der Nähe hatte schleunigst die Beine in die Hand genommen, und ich hätte es ihnen sicher gleichgetan, wenn ich Zeit und Gelegenheit dazu bekommen hätte. Ich las jedoch Flaubert wieder, und obwohl seine Lektüre jedes Mal aufs Neue fesselt, in diesem unseligen

Moment nützten mir die *Lehrjahre der Männlichkeit* herzlich wenig. Zwischen dem Zigeunerkönig und mir hatte es nie Uneinigkeit gegeben, aber seinen vorquellenden Augen war deutlich anzumerken, dass er nicht die Absicht hatte, mich zu verschonen, sollte er mich und dieses Aas von Sneyers zufällig im gleichen Atemzug ausmerzen können.

Da leistete sich Gerrit-mit-den-abgeschnittenen-Fingern in einem Anfall gesegneter Raubgier ein Husarenstück, das eigentlich ein feiger Angriff von hinten war. Es war die Chance seines Lebens. Schon Monate, vielleicht Jahre, hatte er neidisch auf die attraktive Kopfbedeckung des Zigeunerkönigs, ein altes Soldatenkäppi aus dem Ersten Weltkrieg, geschielt: eine echte Feldmütze, die vorne eine fröhlich herabbaumelnde Quaste schmückte – eine wahrhaft königliche Insignie.

Gerrit schnitt Vukovic listig den Weg ab, berechnete katzengleich seinen Sprung und riss dem nichtsahnenden Vukovic, der überrumpelt und wehrlos erstarrte und nicht einmal mitbekam, wer der Gauner war, mit raschem Griff die Kappe vom Kopf.

In diesem Moment rückte Verstärkung an. Sechs zum Angriff bereite Aufseher, bewaffnet mit klirrenden Handschellen und schweren Totschlägern, stürmten den Saal.

Aber es war schon nicht mehr nötig. Janos Vukovic, der bärenstarke Vukovic, ließ den eisernen Kasten langsam zu Boden gleiten und fiel selbst weinend auf die Knie, den Gott der Roma anflehend, diese unmenschliche Prüfung von ihm zu nehmen.

Da geschah, gegen alle Vernunft, etwas noch viel Seltsameres. Es war so seltsam, dass es mir den Atem verschlug, als würde ich Zeuge eines Wunders. Gerrit-mit-den-abgeschnittenen-Fingern, der, um einer so begehrenswerten Beute habhaft zu werden, unter anderen Umständen vielleicht nicht vor einem kaltblütigen Mord zurückgeschreckt wäre, näherte sich widerstrebend und übergab die Kappe wortlos dem knienden Zigeunerkönig, der in diesem Moment erst so richtig, jetzt aber aus purer Dankbarkeit und Freude, in Schluchzen ausbrach. Vukovic setzte sein schmuckes Käppi wieder auf und trug den herausgerissenen Radiator hinaus auf den kleinen Hinterhof, ohne sich weiter mit Sneyers abzugeben. Über seiner roten Stirn baumelte fröhlich die rote Quaste.

MARGARITAS ANTE PORCOS

Das Erste, was ich von ihm sah, waren seine Arme. Ich las in der USA-Trilogie von Dos Passos und hatte mir Watte in die Ohren gestopft, um möglichst wenig von dem barbarischen Lärm im Saal mitzubekommen. Ich spürte, dass jemand neben mir stand, sah aber erst nicht vom Blatt auf. Nicht, dass mich die Lektüre so gefesselt hätte, aber mit einiger Übung gelingt es auch etwas x-Beliebiges zu lesen, um die Umgebung zu vergessen. Er stützte beide Hände neben der verbeulten Kaffeekanne auf die Tischplatte, und ich blickte aus dem Augenwinkel auf das Motto, das in dunkellila Buchstaben in die gebräunte Haut seiner Unterarme tätowiert war. Auf dem linken Arm, der Herzseite, ein Frauenname, Sylvie. Statt des i-Punktes war da ein winziges Blümchen eingestochen, was gleichzeitig kindisch und rührend wirkte. Sylvie mit Blümchen ist etwas völlig anderes als Sylvie mit Punkt. Und auf dem rechten Arm stand der reichlich mysteriöse Schriftzug »Margaritas ante porcos«. Das p war nach oben verrutscht, so dass es aussah wie »Margaritas ante forcos«; was natürlich keinen Sinn ergab. Welche Perlen da vor welche Säue geworfen worden waren, blieb vorerst unklar. Dergleichen Embleme können alles Mögliche bedeuten, vielleicht bedeutete es aber auch gar nichts. Manche Hypochonder lassen sich aus einem absurden Hang zur Provokation den gröbsten Bockmist in die geduldige Haut stechen. In Saint-Léonard in Lüttich teilte ich die Zelle mit einem Algerier, der sich »viens-te faire enculer«, fick dich, auf die Brust hatte tätowieren lassen. Nachts schlief er den Schlaf eines unschuldigen Kindes, mit nacktem Oberkörper und geballten Fäusten, und um den Hals trug er ein Kettchen mit dem Medaillon des einen oder anderen Heiligen; obwohl ich gar nicht weiß, ob der Islam Heilige kennt.

Ich blätterte demonstrativ eine Seite um und tat so, als wäre ich in meine Lektüre vertieft. Slogans generell und wandelnde Slogans im Besonderen interessieren mich nur mäßig.

»Wie es scheint, sitzt du schon fünf Jahre für den Gebrauch von Betäubungsmitteln«, sagte die Stimme über den Armen – eine träge, leicht melancholisch umflorte Stimme mit einem weichen Timbre, das mich aus unerklärlichen Gründen an den betäubenden Duft von Nelken erinnerte.

Ich sah überrascht und ärgerlich von meinem Buch auf. Es war in der Anstalt nicht üblich, eine Straftat kurzerhand beim Namen zu nennen, es sei denn im heftigen Streit. Praktisch jeder wusste haargenau, was die anderen verbrochen hatten, aber im täglichen Umgang hielt man tunlichst den Mund darüber. Sogar wenn der Betreffende selbst das Thema anschnitt, stieß er in der Regel nur auf misstrauische Zurückhaltung. Das vorsichtige Schweigen über Schuld und Strafe war eine Art *gentle-*

men's agreement der wenn nicht höflichen, dann doch eisern gewahrten Diskretion, die wahrscheinlich eher einem intuitiven und mühsam verhohlenen Gefühl verdrängter Scham als echten Schuldgefühlen entsprang. Wer einen wunden Punkt hat, der fühlt sich wegen dieser Schwachstelle nicht schuldig, aber er geht damit auch nicht hausieren. Der Mann mit den tätowierten Armen, der mir meine Betäubungsmittel einfach vor die Füße gerotzt hatte, übertrat bewusst eine ungeschriebene, aber strikt eingehaltene Regel.

Gemäß den Gepflogenheiten des Hauses hätte ich ihm kommentarlos auf die Fresse hauen müssen, um ihm seine aufdringlichen Fragen ein für alle Mal abzugewöhnen. Aber ich habe noch niemanden geohrfeigt, im Leben nicht. Außer, einmal, meinen vierjährigen Sohn, nachdem er meinen Parker-Füller zerbrochen hatte. Der Prophet Muhammed mag recht gehabt haben, als er behauptete, dass jeder Erwachsene dreimal täglich versohlt gehört. Ich lasse trotzdem lieber die Finger davon, denn mir ist völlig klar, dass fast alle anderen stärker und gelenkiger sind als ich und auch mehr einstecken können. Darum behaupte ich frech, dass ich nicht an Gewalt glaube – ein billiger Vorwand, um die einigermaßen beschämende Tatsache zu bemänteln, dass ich zu zart gebaut bin, um eine Diskussion mit einem trockenen Haken für mich zu entscheiden. Ich bin kein Anhänger der Gewalt, aber leider ist nichts so wirksam wie sie. Die Geschichte ist voll von Gewalt, und es soll keiner wagen, Anton Geesink ans Bein zu pinkeln.

»Kümmer dich um deinen eigenen Kram«, sagte ich scharf.

Er war ein Neuling im Saal. Wahrscheinlich frisch eingetroffen, denn seine formlose Hose war etwas zu kurz. Mir war schon öfter aufgefallen, dass Neuankömmlinge die ersten Tage immer entweder zu kurze oder zu lange Hosen trugen. Nach einer gewissen Zeit schienen Hose und Gliedmaßen dann durch einen seltsamen Verschmelzungsprozess miteinander zu verwachsen.

Er war vielleicht zweiundzwanzig, höchstens vierundzwanzig. Das Alter von Menschen zu schätzen war noch nie meine Stärke, weil ich mich mehr auf die Augen konzentriere als auf den restlichen Körper. Als unsere Blicke sich kreuzten, musste ich an die Zeile des Dichters Bertus Aafjes denken: »Augen, schwarz wie Morellen.« Seit ich mich, getrieben von der sehnsüchtigen Erinnerung an unschuldigere Tage, in meinen zahllosen Freistunden erneut dem Lesen von Gedichtbänden widmete, kamen mir solche poetischen Reminiszenzen oft in den Sinn. Nicht selten verliehen sie dem ersten Eindruck einen bleibenden Charakter.

Er hatte sehr dunkle und äußerst lebendige Augen in einem blassen, schmalen Gesicht; Marcel-Marceau-Augen in einer weißgepuderten Maske. Und den ordinären, gleichzeitig spöttischen und verletzlichen Mund eines Elvis Presley. Eine merkwürdige Mischung von zerbrechlicher, ein wenig überraschter Einfalt mit rotziger Arroganz. Aus irgendeinem Grund war sein Gesicht mir sympathisch. Selbst wenn ich den Mut und die Energie dazu aufgebracht hätte, glaube ich nicht, dass ich ihn hätte ohrfeigen wollen. Es kam wahrscheinlich von diesen Augen. Und dieser schleppenden Stimme.

»Ich kann dir vielleicht helfen«, sagte er zögernd. Ich starrte ihn einen Moment in maßlosem Erstaunen an und brach gleich darauf in krampfhaftes Lachen aus. Ein Lachen, das irgendwo in der Brust wehtat.

Ganze fünf Jahre hatte sich ein halbes Dutzend selbstbewusster Psychiater erfolglos bemüht, mir zu helfen – falls sie dabei Hilfe bezweckten, denn gegenüber psychiatrischer Nächstenliebe bin ich äußerst misstrauisch. Wenn es darauf ankommt, die Beweggründe der menschlichen Psyche auszuloten, traue ich Dichtern wesentlich mehr zu als Ärzten. Erstere kennen sich natürlich auch nicht in der Materie aus, aber wenigstens gelingt es ihnen hin und wieder, ihr blindes Tasten und Suchen nach dem Wesen der Dinge in eine klingende, bewegende Sprache zu übertragen.

Fünf Jahre lang hatten die Psychiater argumentiert, experimentiert und untereinander diskutiert, um herauszufinden, welche verborgenen Ursachen und Impulse mich im Giftnebel einer vernunftwidrigen Flucht herumirren ließen. Einer Flucht vor wem? Einer Flucht vor was? Einer Flucht woher? Einer Flucht wohin? Sie hatten es nie herausgefunden, die Psychiater.

Mit ihren Enzephalogrammen, ihrem Insulin und ihren Minnesota-Tests waren sie dem Kern der Wahrheit nie nähergekommen. Mit ihrem Niamid, Prazine, Librium, Haloperidol, Disipal, Largactil, Nozinan, Esucos,

Meprobamat und dem übrigen gottverdammten Mist aus ihrem Giftschrank hatten sie den alten, unaussprechlichen und im Grunde so einfachen Schmerz nie lindern können.

Und dann tauchte ein wildfremder, halbwüchsiger Kerl in zu kurzen Hosen und mit infantilen Hieroglyphen auf den Armen auf und fragte ernsthaft, ob er mir vielleicht helfen konnte. Es war kein Scherz. Ich sah seinen dunkelglänzenden Augen eines jungen Heiligen an, dass er es ernst meinte.

War er ein Heilsprediger, ein Idealist, ein Mythomane? War er als Kind auf den Kopf gefallen und hielt sich für einen Botschafter der flammenden Liebe im Urwald? Er wirkte nicht gefährlich, aber ich hatte längst gelernt, mich vor Hökerern in gutem Rat in Acht zu nehmen.

»Wer sagt dir, dass ich Hilfe suche?«, fragte ich frech, entschlossen, die Fallbrücke noch nicht herunterzulassen.

Er zwinkerte mit den Augen, und auch das machte ihn mir sympathisch. »Darf ich mich setzen?«, fragte er.

Er überraschte mich immer mehr. Es war das erste Mal, dass jemand im Saal mich – nach einer längst vergessenen Etikette – um Erlaubnis bat, sich zu setzen. Jeder setzte, stellte, hängte oder legte sich hin, wo und wann es ihm passte, ohne sich darum zu scheren, ob andere dadurch vielleicht gestört wurden. Es herrschte fast immer Platzmangel in dem übervölkerten Saal. Wer von der Toilette zurückkehrte, dessen Stuhl war regelmäßig besetzt. Es gab auch regelmäßig Schlägereien um einen Stuhl.

In der Woche zuvor hatte Sander Mielans seinen Schuh durch eins der Fenster geschmissen und war Roupcinsky an die Wäsche gegangen, weil es nirgends einen Platz gab, wo er seiner Mutter hätte schreiben können.

Zufällig war der Stuhl mir gegenüber frei. Ich nickte und machte grinsend eine einladende Handbewegung. Es war sein gutes Recht, sich hinzusetzen; Dos Passos ging mir sowieso auf die Nerven mit seinen überholten sozioökonomischen Betrachtungen, und außerdem hatte der biblische Ruf meine Neugier geweckt: »Margaritas ante porcos.«

Er setzte sich, und mir fiel auf, dass das erste Glied seines linken Zeigefingers amputiert war. Solche Verstümmelungen stimmen mich immer unbehaglich. Sie geben mir das Gefühl, dass meine schärfsten Waffen schon vor den ersten Scharmützeln stumpf sind. Und nirgends war man ohne wirksame Waffen wehrloser als in dieser hermetisch abgeriegelten Arena, wo immer und überall Gefahren lauerten.

Vielleicht war er meinem raschen Blick gefolgt, denn er legte schützend die rechte Hand über die linke. Ich war ihm für die Geste dankbar.

Jean-Claude und De Negus, die am selben Tisch neben uns Jacquet in einem selbstgebastelten Mini-Holzkasten spielten, blickten kurz von ihrem Spiel auf.

»Tu me dois une sèche si je jette tous les dix«, sagte Jean-Claude; wenn ich alle sechs werfe, schuldest du mir einen Tschick. Er küsste zärtlich die zwischen Daumen und Zeigefinger geklemmten Würfel und warf sie mit der anmutigen Handbewegung des Säers. Eine Drei und eine Vier.

»Demain«, sagte De Negus, wer's glaubt. Er warf zwei Vierer und schlug triumphierend mit der flachen Hand auf den Tisch. Der Deckel der Kaffeekanne klirrte erschrocken.

Ich zündete mir eine Johnson an und behielt das Päckchen unschlüssig in der Hand. Die Zigaretten gingen mir ständig aus, und so kam es vor, dass auch ich hier und da schnorrte. Ich bot ihm trotzdem eine an. Wer weiß, am Ende hatte er schon tagelang nicht mehr geraucht. Über der Streichholzflamme zwinkerte er erneut mit den Lidern. Es schien ein Tick zu sein.

»Wie heißt du?«, fragte ich.

Er kannte meinen Namen und meinen wunden Punkt. Jemand hatte ihn also mit Informationen über mich versorgt, und ich konnte ihn dafür zur Rechenschaft ziehen. Ich hatte jedoch keine Lust, ein sinnloses Gespräch über dieses Thema anzufangen. Früher oder später würde ich herausfinden, wer den Mund nicht hatte halten können. Sofern es von Bedeutung war. Ich konnte mir schon denken, dass es Heck war. Heck, die unverbesserliche Klatschtante.

»Alle nennen mich Bennie«, sagte er. »Mein Name ist Benedikt Schmitt mit Doppel-t wie im Deutschen, aber es ist mir lieber, wenn man einfach Bennie zu mir sagt.«

»Benedikt ist ein illustrer Name für Päpste und Heilige«, sagte ich. »Deine Eltern müssen fromm gewesen sein.«

Er hob die mageren Schultern. »Mein Großvater hieß Benedikt, und der war bestimmt kein Heiliger. Er starb in einem Anfall von Delirium tremens.«

Ich konnte der Versuchung nicht widerstehen, ihn zu testen. »Ich wüsste nicht, warum ein Heiliger nicht im Delirium tremens sterben sollte«, sagte ich. »Heiligkeit anzustreben ist ja an sich schon eine Art Delirium. Und die Trinkerei kann eine Form von Bewusstseinserweiterung sein. Oder im umgekehrten Fall eine Reaktion auf die ernüchternde Feststellung, dass das Streben nach Heiligkeit und Bewusstseinserweiterung, oder wie man diese Krankheit nennen will, utopisch ist. In so einem Fall kann Saufen einen Reinigungseffekt haben.«

»Du meinst, wie ein Betäubungsmittel?«

Seine listige Frage bewies, dass er kein Neandertaler war. Ich musste mich doppelt in Acht nehmen. Und wieso musste ich schon zum zweiten Mal an Nelken denken, als er diesen dummen Ausdruck »Betäubungsmittel« verwendete?

»Hör zu«, sagte ich, »Bennie.« Ich ertappte mich dabei, dass es meinen Ohren schmeichelte, seinen Namen auszusprechen. »Hör zu, Bennie, ich habe nichts dagegen, dass du dich, wenn der Stuhl frei ist, zu mir setzt. Ich werde dir ab und zu eine Zigarette schenken, und du darfst auch von meinem Kaffee trinken, ich bin nämlich viel zu gut für diese Welt. Zigaretten und Kaffee sind die einzigen anständigen Sachen, die du hier finden wirst, und die sind meistens auch noch Mangelware. Wir werden über Fußball reden, über hübsche Mädchen, den Krieg in Vietnam und alles, was du willst. Unter einer Bedingung: Du reitest nicht weiter auf diesem Quark über sogenannte Betäubungsmittel herum. Deine Entscheidung.«

»Ich wollte dir nur helfen«, sagte er sichtbar geknickt. »In Amsterdam habe ich eine Zeitlang in einem indonesischen Lokal gearbeitet. Ich kannte da einen Halbindonesier, der allein mit Hilfe von Yoga und Zitronensaft von dem Zeug losgekommen ist. Jeden Morgen eine halbe Stunde Yoga und nach jeder Mahlzeit ein ganzes Glas Zitronensaft.«

Ich hatte alles erwartet, außer Yoga und Zitronensaft. In der Summe war die Methode vielleicht genauso plausibel wie die Psychotherapie oder das Niamid und Haloperidol der Psychiater, aber in ihrer naiven Einfalt war sie ziemlich unkonventionell.

Er sah mich mit einem gewissen Misstrauen an. »Warum lachst du nicht?« Ich hob meinerseits die Schultern. »Deine Geschichte ist zum Lachen zu harmlos oder zu tragisch. Wonach war dein Indonesier denn süchtig, nach Aspirin?«

»Das war kein Indonesier; es war ein Halbindonesier«, sagte Bennie. Der Art, wie er es sagte, entnahm ich, dass ihm die Unterscheidung wichtig war. »Er nahm Benzedrin, über ein Jahr, und ich schwöre, er ist nur durch Yoga und Zitronensaft davon losgekommen. Das klingt zugegeben idiotisch, ist aber trotzdem die Wahrheit.«

Ich blies ihm den Rauch meiner Zigarette voll ins Gesicht, aber er senkte nicht den Blick. Das Zwinkern war also kein Tick. »Die Wahrheit wird wohl sein, dass dieser

Halbindonesier dir einfältigem Täubchen einen Bären aufgebunden hat. Übrigens habe ich mit Benzedrin keine Erfahrung, und Yoga ist für mich, abgesehen von der – erschwerenden – Tatsache, dass es sich ohne Zweifel um eine ermüdende Beschäftigung handelt, ein Buch mit sieben Siegeln; und drittens, ein Glas Zitronensaft scheint mir ein ekelhaftes Vergnügen zu sein. Damit können wir das Kapitel schließen. Wenn du nicht bereit bist, über diese Dinge in Zukunft zu schweigen, zieh besser gleich Leine.«

»Gut«, sagte er, »wenn du willst, setze ich mich sofort woandershin.«

Ich musste über seine augenblicklich gereizte Reaktion lächeln. Mir gefällt diese Art Trotz. In einer impulsiven Geste legte ich die Hand auf seinen Arm – den Sylvie-Arm. »Wir können über eine ganze Menge anderer interessanter Sachen reden«, sagte ich beschwichtigend. »Zum Beispiel über die Perlen und die Säue. Was für Perlen hast du denn, um sie welchen Säuen vorzuwerfen?«

Er strich sich mit der Linken, der Hand mit dem Fingerstumpf, über den rechten Arm, den mit dem Matthäus-Vers. Ich hatte den Eindruck, dass er sich ein bisschen schämte.

»Das hat nichts zu bedeuten«, sagte er. »Ich bin vierzehn Monate auf einem Tanker zur See gefahren. Alle Seeleute lassen sich tätowieren. Für sie ist das so was wie ein Erkennungszeichen. Das hier ist ein Souvenir aus Port Said. Für fünf Dollar kann man sich da einen beliebigen

Text in die Haut stechen lassen. Tattoos von nackten Frauen kosten ungefähr das Dreifache.«

Er hatte in einem indonesischen Lokal in Amsterdam gearbeitet, war auf einem Tanker zur See gefahren, und jetzt saß er im Irrenhaus, Bennie Schmitt. Nein, er konnte nicht viel älter sein als zweiundzwanzig und hatte schon eine Vergangenheit.

»Aber warum gerade Margaritas ante porcos?«, beharrte ich. »Warum nicht zum Beispiel ›Vergissmeinnicht‹ oder ›Born to raise hell‹ oder ›Mort aux Vaches‹? Soweit ich es beurteilen kann, läge das eher auf der klassischen Linie dieser Art Grafik.«

Er hatte hinter dem melancholischen Lächeln gesunde, weiße Zähne. »Warum *nicht* Margaritas ante porcos? Es war ein Einfall, mehr nicht. Man muss kein Latein können oder für Matthäus schwärmen, um einen poetischen, angenehm klingenden Satz zu erkennen. Der alte Türke in Port Said, den ich gebeten hatte, mir den Spruch in die Haut zu stechen, fand ihn anscheinend ganz normal. Er wird sich gedacht haben, dass es irgendein spanischer oder italienischer Liebeserguss ist. Wenn du nur dem Klang lauschst, ohne auf den Inhalt zu achten, rauscht es wirklich wie eine Strophe in einer alten Ballade.«

Er hatte recht, aber ich glaubte ihm nur halb. Es ging nicht in meinen Kopf, dass ein junger Abenteurer den Preis für eine halbe Flasche Whiskey oder eine Hafennutte in einer ungereimten poetischen Fantasie anlegte. Das war fast zu schön, um wahr zu sein, und seine Erklärung klang zu vorgefertigt, um mich restlos zu überzeugen. Ich war mir fast sicher, dass sich hinter dem rätselhaften Motto eine tiefere Bedeutung verbarg, die er vorerst nicht aufdecken wollte. Vielleicht war es die Schauseite seines wunden Punktes. Vielleicht war er nie in Port Said gewesen. Er hatte schließlich dasselbe Recht wie ich, seine Kränkungen zu verstecken.

»Du bist ein seltsamer Kauz«, sagte ich. »Aber ich denke, dass wir miteinander auskommen werden. Ich habe eine Schwäche für romantische Käuze, die Poesie in den unerwartetsten Winkeln entdecken und sich ihren Fund als wertvollen, unveräußerlichen Besitz in die Haut brennen lassen. Ich muss dich allerdings warnen, denn in diesem Loch wirst du nicht viel Poesie finden.«

»Va chier à la gare!«, rief Jean-Claude heiser. Geh scheißen! Er war vor Zorn aufgesprungen und warf seinem Mitspieler die Würfel ins dicke, grinsende Gesicht. De Negus spielte falsch, wo immer er die Gelegenheit sah. Es war ein Drang, dem er nicht widerstehen konnte, obwohl er im Umgang ein prima Kerl war. Er hatte sich sogar ein raffiniertes System ausgedacht, das es ihm erlaubte, beim Patiencelegen falschzuspielen, ohne es selbst zu merken. Diese Unart hatte zur Folge, dass fast keiner mehr mit ihm spielen wollte. Außer Jean-Claude, der ebenfalls falschspielte.

Es sah so aus, als würden beide Gegenspieler handgreiflich werden, aber Jean-Claude, der erst kürzlich zwei Wochen an die Pritsche fixiert in der Arrestzelle gelegen hatte, schien noch rechtzeitig zur Vernunft zu kommen, denn er beschränkte sich darauf, abermals laut und genießerisch »Va chier à la gare!« zu rufen. Es war sein Lieblingsschlachtruf.

Bennie war mit seinem Stuhl sicherheitshalber bis zur Tischecke aufgerückt. Er tat sein Bestes, um unbeteiligt zu erscheinen, aber mir entging nicht, dass er etwas schneller atmete.

Ich hob resigniert die Schultern. »Entschuldige die *Porcos*«, sagte ich.

Er lächelte schwach und schnäuzte seine Nase in eins dieser putzigen blaukarierten Taschentücher, die mich immer an die junge Polin oder Russin bei Karel van den Oever erinnerten, deren Name mir jedes Mal entfällt. Ich war mir sicher, dass das Schnäuzen völlig überflüssig war.

In dem Augenblick kam Cyriel aus dem Garten angeschlendert und verlangte kommentarlos seinen Stuhl als rechtmäßigen Besitz zurück.

Im weiteren Verlauf dieses Abends verlor ich Bennie aus den Augen. Ich las müde und angeödet anderthalb Kapitel der USA-Trilogie, spielte eine Partie Rummy und gewann eine Büchse Sardinen. Ich esse nie Sardinen.

Als wir auf dem Weg zum Schlafsaal waren, rief mich der Aufseher kurz beiseite.

»Gleich und gleich gesellt sich gern«, sagte er.

»Soll heißen?«, fragte ich möglichst uninteressiert.

»Der Neue wird Ihnen ja gesagt haben, dass er auch in Ihrer Liga spielt. Betäubungsmittel. Hat sich die schlechte Angewohnheit auf einem Schiff abgeschaut.«

»Was für eine schlechte Angewohnheit?«, fragte ich fast feindselig.

»Benzedrin«, sagte der Aufseher. »Am besten, Sie nehmen ihn ein bisschen unter Ihre Fittiche, die ersten Tage und Wochen werden bestimmt kein Zuckerschlecken für ihn.«

Ich war kurz davor, ihn mit einem sehr groben Schimpfwort zu beleidigen, aber setzte stattdessen schweigend meinen Weg zum Schlafsaal fort.

Er lag schräg gegenüber von mir, Bennie Schmitt, genau in meinem Gesichtsfeld. Bevor er unter die Decke schlüpfte, winkte er mir gute Nacht zu. Schmal und zerbrechlich in dem weißen Pyjama, wirkte er so unbescholten, dass ich nicht an irgendeine Schuld glauben konnte.

Als ich eine halbe Stunde später zur Toilette ging, um eine Zigarette zu rauchen, starrte er mit seinen Kirschenaugen reglos an die Decke. Ich wich seinem Blick aus, wusste aber, dass wir von jetzt an aneinandergekettet waren wie die Aussätzigen im Mittelalter, und dieses Bewusstsein machte mich weniger einsam.

Auf seinen geräuschlosen Sportschlappen schlenderte der Nachtwächter mit den Händen auf dem Rücken durch den weiten Saal, der von den üblichen störenden und zugleich vertrauten Lauten zwischen Träumen und Wachen erfüllt war. In der Ecke schnarchte, wie jeden Abend, lauthals der alte, asthmatische Gyselinck; ihm gegenüber brummte, wie jeden Abend, Siedlecki unverständliche Einsilber, von denen nie jemand hatte herausfinden können, ob es Gebete oder Verwünschungen waren; und zwei Betten weiter war Armand am Onanieren, wie jeden Abend.

Wie jeden Abend.

Ich zog die Decke über meinen Kopf und versuchte mir vorzustellen, wie das Mädchen Sylvie aussah. Bestimmt war sie lang und schlank und hübsch wahrscheinlich auch, dachte ich. Vielleicht war sie blond. Und vielleicht war sie eine blasse Illusion, so wie das Yoga und der Zitronensaft.

Es hatte eine Zeit gegeben, da malte Gerard Brasseur mit handwerklichem Geschick und materialistischer Berechnung Landschaften, Stillleben und Porträts. Dem Bürger Brasseur bescherte es Wohlstand, der Maler Brasseur aber hatte eine maßlose Abneigung gegen die biedere Mache, mit der er zielstrebig sein Talent vergeudete.

Mit kindlichem Trotz und doch irgendwie schuldbewusst zeigte er mir die Poster und Einladungen zu seinen Ausstellungen: *Gerard Brasseur, artiste peintre, expose son œuvre dans les salons Artes.* Er drückte mir Fotos seiner Arbeiten in die Hand, Schwarzweißbilder, auf denen von der Farbigkeit nichts erhalten war. Aber es konnte nicht weit her gewesen sein mit den Farben auf diesen hoffnungslos konventionellen Gemälden von Bauerngehöften, Herbstblumen und Fischerköpfen. Wahrscheinlich viel Braun, Rot und Grün; ohne Abstufungen, ohne Zwischentöne. Gerard Brasseur, artiste peintre raté, verkrachter Kunstmaler.

»Schön«, sagte ich freundlich anerkennend, denn ich wollte ihn nicht kränken.

Doch er war kein Idiot und schüttelte den Kopf. Das Schuldbewusstsein siegte über den Stolz. Indem er die Fotos ostentativ auf den Boden warf, gab er mir zu verstehen, dass das alles Käse sei.

Ja, es war Käse. Materiell gesehen war es trotzdem seine gute Periode. Er verkaufte die mechanisch und oft nach Ansichtskarten bemalten Leinwände regelmäßig und zu gesalzenen Preisen an Spezialgeschäfte, deren Kundschaft im wohlhabenden Bürgertum angesiedelt war. In diesem Stil hätte er für den Rest seines Lebens friedlich weitermalen, ein kleines Kapital anhäufen und sein künstlerisches Gewissen mit der trügerischen Überlegung einlullen können, dass Utrillo ebenfalls Ansichtskarten kopiert hatte.

Gerard Brasseur blieb sieben Jahre standhaft. Dann zerschnitt er sämtliche Leinwände in seinem Atelier mit einem Brotmesser in Fetzen, nahm die Geldkassette aus dem Kleiderschrank und verließ seine händeringende Ehefrau, um durch die Bordelle zu ziehen.

In weniger als einer Woche verprasste er mehr als hunderttausend Franc. Er lungerte noch eine weitere Woche in den übelsten Hafenkneipen herum, bevor er an allen Gliedern zitternd und ohne einen Cent in der Tasche mit einem Delirium tremens in die psychiatrische Abteilung des städtischen Krankenhauses eingeliefert wurde.

Im Krankenhaus trank er in den ersten Tagen gewaltige Mengen Wasser, bekam Spritzen, begann allmählich wieder mit Appetit zu essen und zu Kräften zu kommen, weigerte sich aber stur, seine Frau oder jemanden aus der Familie zu sehen.

Nach sechs Wochen wurde er aus dem Krankenhaus entlassen. Er hob seine letzten sechzigtausend Franc von der Bank ab, verbarrikadierte sich in einem Mietzimmer am Fuß der Kathedrale und begann erneut zu malen.

Senkrechte, Waagrechte, Kreise, Ovale, statische und rein geometrische Figuren in verstärkten Farben. Ein kleiner, aber erhellender Ausflug in die kristallklare Welt Mondrians.

Er lief damit die Geschäfte ab. Man hob die Schultern.

Zwei Wochen saß er in seinem Mietzimmer zwischen den geometrischen Flächen und grübelte und soff. Dann, plötzlich, platzte der Knoten dessen, was er für sein wahres Talent hielt. Er verlegte sich auf die überrumpelnde Gewalt einer formlosen und doch sehr greifbaren Abstraktheit. Keine Linien, keine Konturen. Nur Farben. Die Pinsel und das Palettenmesser warf er hohnlachend weg; er presste die Farben aus den Tuben direkt auf die Leinwand und versuchte sich ohne Wissen und Wollen in Action-Painting. Er rang mit den knalligen Farben im Kontrast zur monochromen, geduldigen Leinwand und betrachtete hinterher erschöpft und keuchend den Ausdruck einer namenlosen Erschütterung. Die Vehemenz dieses Ausdrucks versetzte ihn in eine Art sexueller Erregung. Manchmal bekam er beim Malen eine Erektion, schenkte ihr aber keine Beachtung. Wichtig waren allein die Farben.

Mit seinen neuen Leinwänden lief er wieder die Geschäfte ab. Man musterte ihn misstrauisch, fast erschrocken. Unverkäuflich, diese Arbeiten!

Kurz darauf, an einem Sonntagnachmittag, vergewaltigte Gerard Brasseur an der verlassenen Küste ein zwölfjähriges Mädchen. In panischer Angst erwürgte er das Kind und warf die Leiche in die Maas. Eine Stunde später ging er weinend und fluchend zur Polizeiwache, wo er Selbstanzeige erstattete.

In der Anstalt bekam er ein Einzelzimmer, denn die Ärzte waren der Meinung, dass er weitermalen müsse, um die Spannungen abzuführen. Dieses Zimmer wurde seine Zuflucht in der Anstalt. Nur wenige erhielten Zutritt zu der Klause, und wenn er anderswo hinbestellt wurde, verriegelte er die Tür jedes Mal mit einem mächtigen Vorhängeschloss.

Manchmal ging ich Gerard Brasseur besuchen, und es war immer ein Abenteuer. Er hatte seine luziden Momente. Dann plauderte er im Dämmerlicht seines unvorstellbar unaufgeräumten Ateliers unaufdringlich und sachkundig über frühe ostasiatische Kultur, sumerische Keramik und das ägyptische Flachrelief, über die chinesische Bronzetechnik und die indische Architektur. Es fiel mir auf, dass er selten von der westlichen plastischen Kultur und nie über die Modernen sprach. Dagegen kam es vor, dass er aus dem Kopf Verse von Baudelaire und De Musset rezitierte; dann nahm die gelbe Haut seines Mönchsgesichts einen durchscheinenden Glanz an.

Er hatte auch seine schlechten Momente, und es war bezeichnend, dass er gerade in diesen emotionalen Krisen alles, was ihm unter die Finger kam, ohne irgendeinen figurativen oder rationalen Plan verschwenderisch mit Farbe vollschmierte. Die Ärzte glaubten, dass diese Entladungen heilsamer wirkten als die stärksten Beruhigungsmittel.

Eines Nachmittags, als ich ihm ein Buch zurückbrachte, konfrontierte Gerard Brasseur mich mit einer seltsamen, undefinierbaren Angst. Er saß reglos in seinem Lehnstuhl, die Stirn bemalt mit den grellsten Farben wie die eines kongolesischen Kriegers. Die Farbe bildete dicke, fettige Streifen auf der Haut und rann ihm in Mund und Ohren.

Ich fragte, ob ich etwas für ihn tun könne, worauf er mir grinsend die Zunge herausstreckte, bemalt mit dem scheußlichsten Gelb, das ich je gesehen habe.

Als ich am nächsten Tag bemerkte, dass das mächtige Vorhängeschloss verschwunden war, wusste ich, dass Gerard Brasseur in jene besondere Abteilung verlegt worden war, in der, wie die Anstaltsbroschüre behauptete, »ernst erkrankte Patienten von geschultem Personal hingebungsvoll betreut werden«.

ABSCHIED VON LIVINUS

Mit einer Toleranz von einem Tag hatten die Ärzte errechnet, dass der dreiundachtzigjährige Livinus noch etwa eine Woche zu leben hatte.

Die Direktion hatte ein Telegramm an die Angehörigen versandt. Und so standen an diesem Oktobernachmittag die Tochter und der Schwiegersohn am Bett des alten Mannes, um in aller Stille Abschied von ihm zu nehmen.

Zu einem Abschied gehört ein gewisses Zeremoniell. Die Tochter knüpfte die rosa Schleife um eine Pappschachtel auf und hob vorsichtig, als hantierte sie mit etwas sehr Wertvollem und Zerbrechlichem, einen Kuchen heraus. Mit selbstzufriedenem Lächeln schob sie das auf einem Spitzenuntersetzer ruhende Naschwerk über den Betttisch vor die Nase ihres Vaters.

Der alte Livinus in dem schmalen Spitalbett beugte den kahlgerupften Vogelschädel leicht vornüber und musterte das Festtagsgebäck mit getrübtem, aber kritischem Auge. Seine Rechte zitterte wie Espenlaub, und seine Lippen über der Opfergabe murmelten stumme Gebete. Dann schob er mit der spindeldürren, aber gesunden Linken den Kuchen von sich weg. Es blieb etwas Schlagsahne an seinem Finger kleben; er starrte seine Tochter mit einem drohenden, fast hasserfüllten Blick an. »Ich will einen Jenever«, sagte er.

Die Frau presste die Lippen zusammen und blickte kühl zu ihrem Mann, der mit einem schafsähnlichen Ausdruck im errötenden Gesicht auf der anderen Bettseite stand. Mit diesem unerwarteten Problem konfrontiert, wirkte er noch nutzloser als sonst. Sein Adamsapfel hüpfte kurz auf und ab, aber er wusste keinen Rat.

»Nun sei vernünftig und iss ein Stück von dem Kuchen«, sagte die Tochter.

Es klang wie eine Zurechtweisung, beinahe wie ein Befehl. Mit Mühe zauberte sie erneut ein Lächeln auf ihr abweisendes Gesicht und machte Anstalten, das Messer in das Gebäck zu stechen.

»Ich will einen Jenever«, wiederholte Livinus. Seine Rechte auf der Bettdecke begann noch heftiger zu zittern. Es sah so aus, als wollte er lieber gleich krepieren, als diesen Kuchen anzurühren.

»Mit einem Glas Milch schmeckt ein Kuchen viel besser«, probierte es der Schwiegersohn vorsichtig. Er sprach ohne Überzeugung, denn er wusste es besser. Aber von ihm wurde wenigstens der Versuch erwartet, diese Hürde zu nehmen. Nun, er gab sich Mühe.

»Ich will einen Jenever«, sagte Livinus zum dritten Mal und so laut, dass jeder im Krankensaal es hören konnte. Etwas Sabber rann zwischen seinen verfaulten Backenzähnen heraus, worauf er richtig wütend wurde. »Mir ist ein Jenever viel lieber als ein Kuchen«, fügte er als einfaches, aber schlagendes Argument hinzu.

Was er sagte, stimmte. Der Wacholderschnaps war ihm schon immer das Höchste und Liebste gewesen, und das war wiederum zur Ursache all seiner Nöte geworden. Damals, als er vor Jahren zur Axt griff, hatte er auch ein paar Gläser intus.

»Der Arzt hat es verboten«, sagte die Frau. »Es ist schlecht für dein Herz und auch für deine Nieren. Du musst tun, was der Arzt dir sagt.«

Sie sah wieder streng und fast herausfordernd auf ihren Mann auf der gegenüberliegenden Bettseite.

Nach dem grimmigen Gesichtsausdruck des alten Livinus zu urteilen, hatte er eine aufrichtige Abneigung gegen den Arzt. Wahrscheinlich hatte er auch eine aufrichtige Abneigung gegen sein Herz und seine Nieren, seine Tochter samt Schwiegersohn und das ganze übrige Pack. Er sank ächzend zurück in die Kissen, und seine Wut schien sich in nagenden Kummer aufzulösen. »Ich wollte, ich wäre tot«, quengelte er wie ein beleidigtes Kind.

Um das Bett legte sich eine scheue Stille, die zur traurigen Beschwörung eines willentlichen Sterbens passte.

Der Blick des Schwiegersohns nahm einen erschrockenen Ausdruck an. Er machte ein paar Schritte auf seine Frau zu und flüsterte ihr atemlos ins Ohr: »Und wenn ich ihm einen Flachmann kaufe? Gleich in der Straße zur Anstalt ist ein Schnapsladen, und es gibt doch diese Flachmänner mit lächerlich schwachem Jenever. Ein Schluck kann wahrscheinlich nicht schaden. In einer Woche ist er sowieso tot.«

Der alte Mann lauschte der Verschwörung mit bohrendem Interesse. Getrieben von einer plötzlich aufflackernden Hoffnung, richtete er sich mühsam aus den Kissen auf.

Die Frau versank einen Moment in tiefes Grübeln. Nach kurzem, aber offenbar heftigem inneren Kampf erklärte sie in neutralem Ton, wie jemand, der seine Hände in Unschuld wäscht: »Ich will nichts damit zu tun haben. Frag die Schwester, was sie dazu sagt.«

Sie wollte es nicht auf dem Gewissen haben, wenn ihr Vater eine Woche zu früh starb. Auch ahnte sie nicht, dass die Schwester eine uneinnehmbare Festung bildete. Der Schwiegersohn dachte kurz nach, bevor er wie ein Ganove auf seinen Gummisohlen in Richtung des verglasten Empfangs schlich. Eine hagere, Brille tragende Krankenpflegerin befüllte dort konzentriert allerlei Glasfläschchen.

Während der rot anlaufende Mann ihr seine freche Absicht vortrug, sah ihn die Pflegerin an, als machte er ihr ein höchst unmoralisches Angebot, und schüttelte empört den Kopf.

Wie ein abgekämpfter Krieger nach verlorener Schlacht kehrte der Schwiegersohn langsam zum Bett zurück. »Es ist verboten«, setzte er an. Die übrigen Worte blieben ihm im Hals stecken. Seine Hände auf dem Bettüberwurf waren viel zu groß und genauso nutzlos wie der Rest seines Körpers.

»Ich hatte es mir schon gedacht«, sagte die Frau immer noch in diesem flachen Ton, in dem aber ein leichtes Beben verhohlenen Triumphs hörbar war.

Der alte Livinus ließ sich zurück in die Kissen fallen

und schloss die Augen. Eine Zeitlang lag er regungslos wie eine Wachspuppe da. Nur seine Lippen formten weiter kleine, unverständliche Worte. Eigentlich befand er sich schon im Vorstadium der Verwesung. Er roch nach grüner Seife und Erde.

»Einen Jenever«, sagte er anklagend, ohne die Augen zu öffnen. »Nur einen kleinen Jenever, bevor ich sterbe. Und den verbietet man mir. Ich wollte wirklich, ich wäre schon tot.«

Es war ihm zweifellos ernst.

Wieder senkte sich eine drückende Stille herab, als stünden die zwei tatsächlich an einem Sterbebett. Es gab nichts mehr zu sagen. Der alte Dickkopf hatte sich in ein kahles Wartezimmer zurückgezogen, in dem alle Worte überflüssig sind.

Die Tochter legte die Hand auf den linken Arm ihres Vaters, den, der nicht zitterte. »Wir kommen wieder, wenn du dich etwas erholt hast«, sagte sie.

Der Schwiegersohn blickte hinab auf seine glänzenden Schuhe. Er wusste, dass es ein endgültiger Abschied war.

Mit flinken, geschickten Fingern zog die Frau den Bettüberwurf glatt und warf noch einen letzten, unentschlossenen Blick auf den Kuchen. Mitnehmen oder dalassen? Sie zuckte die Achseln und wandte sich mit schweren Schritten zum Ausgang des Saals, wo ein Vollzugsbediensteter mit amtlichen Dokumenten wartete. Der Schwiegersohn folgte ihr lautlos wie ein Schlafwandler. Er wagte nicht, im Vorbeigehen in die anderen Betten zu sehen, in denen lauter alte Männer lagen.

Als sie außer Sicht waren, zog Livinus den Kuchen auf dem Betttisch zu sich. Er betrachtete ihn aufmerksam und spuckte treffsicher zwischen die zwei kandierten Kirschen in der Mitte des Gebäcks. Dann läutete er stürmisch nach der Bettpfanne.

TROMPETE

Nie hatte ich jemanden so Trompete spielen hören wie Honoré. Was er tat, war eigentlich kein Spielen; es war ein in diese Trompete Hineinwimmern, Ächzen, Heulen und fast Fluchen. Gellende, langgezogene Töne ohne Akkorde, so scheußlich schrill und falsch, dass das Geräusch einem teils durch Mark und Bein ging. Orpheus' Klage über den Verlust der Eurydike kann nicht schmerzlicher geklungen haben.

Die Trompete war eine Idee von Dr. Poulard. Ihm war beim Blättern in Akten aufgefallen, dass Honoré, bevor er in die Anstalt kam, Trompete gespielt hatte. Dr. Poulard hielt das für ein wichtiges Puzzleteil. Er hing der unter Psychiatern recht verbreiteten Ansicht an, dass eine in jungen Jahren zutage getretene kreative Neigung, die aus dem einen oder anderen Grund aufgegeben worden war, geduldig und notfalls mit mildem Zwang von Neuem stimuliert werden müsse, da so – zumindest laut den Psychiatern – Spannungen zur Abreaktion kommen. Wer einst gemalt hatte, sollte wieder malen, auch wenn er inzwischen die Nase von Farbe und Pinseln gestrichen voll hatte. Und wer in seiner Freizeit sporadisch musiziert hatte, aber mit der Zeit zu der Überzeugung gelangt war, dass mit der Herstellung von Küchenregalen mehr zu verdienen sei, sollte der verleugneten Polyhymnia wieder zugeführt werden. Es gleicht fast einem Wunder, dass Dr. Poulard mich nie zum Schreiben angetrieben hat. Wahrscheinlich wusste er nichts von den Liebesgedichten, an die ich mich in meiner Jugend gewagt habe.

Nach einigem Suchen fand ein Aufseher bei sich zu Hause auf dem Dachboden ein messinggelbes, seit Jahren unbespieltes Instrument, etwas zwischen einem Flügelhorn und einem Kornett, das einfachheitshalber Trompete genannt wurde, und Honoré wurde dringend ersucht, seine Spannungen darauf wegzublasen. Tagsüber bekam er einen Platz für sich allein im Esssaal, und neugierig fieberte man dem Ausgang des Experiments entgegen.

Von Interesse war dieser Versuch vor allem, weil Honoré sich seit seiner Einlieferung in die Anstalt in hermetisches Schweigen gehüllt hatte. Den Sprech- und Hörorganen des Patienten fehlte nichts, aber aus einem Grund, den – wenn es ihn gab – nur er allein kannte, lehnte er stur jede Form des Gesprächs ab. Vielleicht war dieses bedrohliche, undurchdringliche Schweigen seine Art, Widerstand auszudrücken. Oder vielleicht ging hinter dieser Stirn nichts mehr vor, was die Mühe der Erwähnung wert war.

In Anbetracht dieser Nicht-Ansprechbarkeit des Patienten wertete Dr. Poulard es schon als ein gutes Zeichen, dass Honoré bereit war, Trompete zu blasen; obwohl dieses Geblase nichts mit Musik zu tun hatte, und obwohl nach den ersten Darbietungen auch noch keinerlei Entspannung festzustellen war.

»Nicht verzagen«, sagte Dr. Poulard. »Wir sind auf einem guten Weg.«

Eine Woche lang saß Honoré in der Kantine und quälte das Instrument. Die tiefen Töne waren noch erträglich; manchmal klang es, als führe draußen ein Dampfer vorbei. Die hohen, durchdringenden Töne ließen uns jedoch jedes Mal krampfhaft zusammenzucken und bereiteten auch den Aufsehern stechende Kopfschmerzen. Wenn es stimmte, dass Honoré seine Spannungen abreagierte, dann wurde die angespannte Unruhe im restlichen Saal mit jedem Tag explosiver. Selbst die erschrockenen Vögel mieden den Garten empört.

Dr. Poulard fand es sonderbar, und er war wohl auch ein wenig enttäuscht, als nach einer Woche noch immer kein vernünftiger Ton aus der Trompete gekommen war.

»Trotzdem«, sagte er, »es steht schwarz auf weiß in seiner Krankenakte: ›Son oncle et sa belle-sœur déclarent qu'il joue de la trompette.‹« Sein Onkel und seine Schwägerin erklären, dass er Trompete spielt.

Da erinnerte sich der Aufseher blitzartig, dass es in einigen Regionen der Wallonie, und, noch eingegrenzter, im Borinage, wo Honoré herstammte, von einem Idioten hieß, »qu'il joue de la trompette«.

Dr. Poulard fand es einen köstlichen Witz, und der Aufseher, der auf seine Manieren achtete, lachte herzlich mit ihm.

»Absolument fantastique!«, sagte Dr. Poulard.

Er begab sich zum Esssaal, wo Honoré in seiner Ecke verbissen vor sich hin blies, und klopfte dem Patienten freundlich auf die Schulter. Dann ergriff er plötzlich das Instrument und warf es in hohem Bogen durch den Saal, in der Hoffnung, der Schock darüber werde eine gewisse Reaktion auslösen.

Die Hoffnung erfüllte sich auch diesmal nicht. Honoré sah verwundert und schweigend von seinen leeren Händen zum Aufseher und vom Aufseher zu Dr. Poulard, wie ein krankes Tier, das nicht sagen kann, wo es ihm wehtut.

DIE VERBOTENEN GEGENSTÄNDE

Nach elf Jahren und neun Monaten verließ Bossuyt die Anstalt. Er hatte seine Strafe für ein ziemlich böswilliges Vergehen abgesessen, und die Ärzte waren der Meinung, dass er nach all den Pillen und Spritzen wieder ein nützliches soziales Wesen sei; der Versuch einer Entlassung unter Vorbehalt könne daher gewagt werden.

Er stand im Büro des Aufsehers, in einer sonderbaren Kostümierung, die an die schäbige Kleidung erinnerte, in der sich die *displaced persons* in den ersten Monaten nach der Befreiung der deutschen Lager zu den amerikanischen Lagern geschleppt hatten. Sein Überzieher von der Farbe unreifer Oliven war so lang, dass die weiten Aufschläge der karierten Hosen gerade noch unten hervorschauten. Der Kragen seines Flanelloberhemds war mit einer zerschlissenen Krawatte zusammengebunden, und auf dem Kopf trug er einen entzückenden Tirolerhut mit Feder und allem Drum und Dran. Um den Tirolerhut hätten sich mindestens ein Dutzend Jungs im Saal bis aufs Blut geprügelt.

Bossuyt sah fasziniert zu der braunen Papiertüte hin, auf der in schwarzen Druckbuchstaben stand: *PROHIBÉ*, verboten. Der Aufseher schüttete den Inhalt der Tüte aus, und Bossuyt wurde sichtbar von einem unaussprechlichen Glück überwältigt, als er die verbotenen

Gegenstände, die er bei seiner Ankunft in der Anstalt zur Verwahrung hatte abgeben müssen, plötzlich zum Greifen nah vor sich liegen sah. Es waren gehobene Schätze aus lang verflogenen Zeiten.

Ein einziger gieriger Blick hatte Bossuyt verraten, dass nichts fehlte. In den vergangenen Tagen hatte er mehrmals eine sorgfältige Inventur seiner persönlichen Habe durchgeführt. Seine Uhr (Marke Donada, siebzehn Steine), seine Geldbörse (mit den Initialen E.B. für Ernest Bossuyt auf der Innenseite), ein Taschenmesser mit perlmutternem Griff, ein Yale-Schlüssel plus zwei große Schlüssel, seine braune Lederbrieftasche, ein Zigarettenanzünder, dessen Benzinfüllung wohl schon verdampft war, ein Saison-Abo 1955/56 des Antwerp FC, ein Korkenzieher mit klappbarer Nagelfeile, ein Tramticket, das viermal abgestempelt worden war. Das Fußball-Abo und das Tramticket waren nach all den Jahren natürlich wertlos, aber kraft Statuten mussten dem rechtmäßigen Eigentümer beim Verlassen der Einrichtung alle verbotenen Gegenstände im Zustand der Aushändigung rückerstattet werden.

Mit einer automatischen Handbewegung griff Bossuyt erst nach seiner Uhr. Sie war sein wertvollster Besitz. Nicht nur wegen des phosphoreszierenden Zifferblatts, des komplizierten Räderwerks und der siebzehn Steine. Endlich konnte Bossuyt wieder selbst über seine Zeit verfügen. Er konnte die Stunden nach eigenem Ermessen festlegen und vertauschen. Er konnte einen Blick auf die Uhr an seinem linken Handgelenk werfen und sich sagen: Um elf Uhr gehe ich schlafen, oder: Um elf Uhr trete ich mit den Händen in den Hosentaschen vor die Tür, um mir die Milchstraße am Nachthimmel anzuschauen, und um elf Uhr fünfzehn gehe ich auf vier Bier zu Bertha an der Ecke. Es war nicht sicher, ob es das Café Bertha an der Ecke noch gab, aber er konnte sich um elf Uhr fünfzehn auf vier Bier in ein x-beliebiges Café setzen. Oder auf fünf Bier. Oder acht, wenn ihm danach war. Niemand brauchte ihm in Zukunft mehr sagen, was er zu tun und zu lassen hatte.

Langsam und bedächtig zog er die Uhr auf und bat den Aufseher um die genaue Zeit.

»Es ist Punkt neun Uhr zehn«, sagte der Aufseher.

Bossuyt drehte den Zeiger auf zehn Minuten nach neun Uhr und brachte das Gehäuse behutsam an sein linkes Ohr. Seine entzückten Augen starrten über die Schulter des Aufsehers auf einen vagen, aber festen Punkt. Die Uhr tickte regelmäßig und eifrig, als hätte das Räderwerk in diesen elf Jahren und neun Monaten keine Sekunde still gestanden.

»Ça marche«, sagte Bossuyt. Im Französischen klang seine Genugtuung noch überschwänglicher.

Während Bossuyt das Plastikarmband der Uhr an seinem Handgelenk befestigte, las der Aufseher die Auflistung der verbotenen Gegenstände von einem blauen Vordruck ab.

»Sie müssen den Empfang bestätigen«, sagte der Aufseher am Ende angelangt. Es klang immer noch herrisch.

Sorgfältig setzte Bossuyt seine Unterschrift auf das

Formular: Ernest J. A. Bossuyt. Die Buchstaben tanzten kräftig, aber sonst war es eine deutlich lesbare Unterschrift.

Lächelnd verstaute er die restlichen verbotenen Gegenstände, die nun nicht mehr verboten waren, in den weiten Taschen seines langen Überziehers. Er drückte den Tirolerhut fester in die Stirn, warf einen prüfenden Blick auf die Feder in dem gesprungenen Spiegel neben dem Wandkalender und zog den Knoten seiner Krawatte etwas enger. Er war bereit. Seinetwegen konnte die Anstalt mit allen Insassen nach seinem Weggang in Rauch und Asche aufgehen. Er würde nicht zurückblicken.

Bossuyt ging hinter dem Aufseher her durch den langen Korridor zum Aufnahmebüro. Die Schuhe zwickten an seinen empfindlichen Füßen, denn für die Dauer von elf Jahren und neun Monaten war er fast ständig in Pantoffeln herumgelaufen. Es war ein angenehmer Schmerz. Die zwickenden Schuhe waren wie die Uhr Teil der nahen Freiheit. Wenn nötig, würde er auch Spießruten zu dieser Freiheit laufen. Im Aufnahmebüro bekam er seinen Personalausweis, einen Betrag von eintausendsechshundertdreiundzwanzig Franc und einen geschlossenen Umschlag mit einer amtlichen Empfehlung für eine Beschäftigung in einer Fabrik für Gemüsekonserven. Bossuyt schaute auf die Adresse und stopfte den Umschlag achtlos in seine Manteltasche. Die Stelle interessierte ihn nur mäßig. Eintausendsechshundertdreiundzwanzig Franc ist ein Haufen Geld, dachte er.

Der Aufseher begleitete ihn bis an die Pforte, entriegelte das Schloss und streckte die Hand aus. »Mach's gut«, sagte er.

Bossuyt drückte die Hand und tippte mit dem Finger an den Rand seines Tirolerhuts. Er war zu aufgeregt, um etwas zu sagen. In seinen flatternden Kleidern bog er in die Straße ein und begann hastig auszuschreiten, als müsste er einen Zug erwischen.

Der Aufseher blickte ihm durch das Gitterfenster nach, während er die Pforte schloss. Diese Angeln sollten endlich mal geölt werden, dachte er. Er begann sich ruhig eine Zigarette zu drehen und sah Bossuyt um die Straßenecke verschwinden. »Mach's gut«, wiederholte er leise.

Er zündete seine Zigarette an und schlenderte misslaunig zum Saal zurück. Viel besser als die Ärzte wusste er, dass Bossuyt in drei, vier Tagen abgebrannt und wahrscheinlich besoffen erneut in die Anstalt eingeliefert würde. Und das war immer noch besser, als ihn in dieser verrotteten Gesellschaft mit ihrem Dosengemüse und ihren zahllosen verbotenen Gegenständen krepieren zu lassen.

KURZGLOSSAR

S. 22 Wie der »Herrliche Hahnrei« *Le cocu magnifique*, Farce von Fernand Crommelynck; Uraufführung: 20.12.1920 Paris, Théâtre de l'Œuvre, deutschsprachige Erstaufführung in der Übersetzung von Elvira Bachrach: 24.11.1922 Berlin, Theater in der Königgrätzer Straße.
S. 27 Liebesseufzer des Jocelyn: Tagebuch eines Dorfpfarrers. 1836 erschienenes romantisches Versepos von Alphonse de Lamartine.
S. 48 »Sousa-palooza« (= »Sousa auf Tournee« oder »große Sousa-Sause«): Name der Blaskapelle des US-Komponisten portugiesischer Herkunft John Philip Sousa (1854-1932), der ab den 1880ern mit seinen noch heute beliebten Märschen in Europa und den USA tourte. Im Niederländischen wird »Sousa-palooza« phonetisch zu Susapoulos.
S. 102 ›Mort aux Vaches‹ (= Tod den Bullen): Gefängnistattoo; drei Punkte in Form eines Dreiecks.
S. 104 Junge Polin: Der Dichter Carel van den Oever (1879-1926) thematisierte in dem Gedicht »Dinska Bronska« das tragische Schicksal einer jungen Polin, die ihre Heimat verließ, um mit einem Schiff der Red Star Line nach Kanada zu emigrieren.

NACHWORT

Not eines Lebens

Am 30. Mai 1970 setzt sich ein Mann auf die Terrasse eines Cafés in der belebten Bahnhofsgegend in Antwerpen. Als er angesprochen wird, ist er bereits tot. Die Polizei stellt eine Überdosis Palfium fest. Seine Frau bestreitet Selbstmordabsichten: Gewöhnlich nahm er das Schmerzmittel in weit höheren Dosierungen. Er stirbt in einem Moment, als endlich Hilfe in Sicht ist.

Er stirbt auch auf dem Höhepunkt seines Schaffens. Ellen van Pelt, die 2020 die erste ausführliche Biografie des Journalisten und Autors Roger Van de Velde vorgelegt hat, macht die Not und die Freiheit dieses Lebens fühlbar.

Van de Velde wird am 13. Februar 1925 in Boom bei Antwerpen geboren. Die Eltern stammen aus Arbeiterfamilien; Jan erfüllt Maria den Traum vom gesellschaftlichen Aufstieg. Nach seinem Tod ist die Witwe mit den Söhnen Roger (7) und André (5) finanziell abgesichert: Sie erbt einträgliche Anteile an der Jenever-Brennerei Le Condor, die Jan aufgebaut hat und die nun von seinen Brüdern weitergeführt wird. 1937 heiratet sie erneut, wobei sie Gütertrennung durchsetzt. Als 1938 ein drittes Kind geboren wird, werden Roger und André nach Sint-Ferdinand in Jemappes (heute: Mons) geschickt, ein riesiges, kasernenähnliches Internat, das von Ordensbrüdern geführt wird, die in »für die Jungen unverständlichem Französisch über Gott reden« (Pelt). Für Roger ist es die erste Erfahrung mit dem Leben in einer zusammengewürfelten, fremdbestimmten Gruppe. Sie dauert ein Jahr.

Die Ehe der Mutter mit Louis Eyckmans, einem Angestellten des Werbebüros von Alfons de Ridder, besser bekannt als Willem Elsschot, scheitert – auch am Konflikt zwischen der egozentrisch ambitionierten Maria und dem Vieltrinker Eyckmans. Den akuten Anlass zur Trennung gibt eine Klausel in Marias Vertrag mit den Brüdern Van de Velde, die für ihren Lebensstil Geld brauchen und sie vor die Wahl stellen: Scheidung oder Verlust ihrer Anteile.

Roger geht ab 1940 ans humanistische Sint-Henricus-College. Er ist ein guter Schüler mit einer selektiven Arbeitsmotivation: Er liest viel und versucht sich an Gedichten und ersten Erzählungen, die er Elsschot zeigt. Das Gymnasium wird 1945 in einen Luftschutzbunker für die Antwerpener Bevölkerung umfunktioniert. 1946 wird der Einundzwanzigjährige zum Militärdienst eingezogen, nach eigenem Bekunden kommt er hier erstmals »in offenen Konflikt mit einer manipulativen Administration und einer, für mein Gefühl, erniedrigenden, weil sinnlosen Disziplin«. Am 27. Juni 1947 scheidet er aus dem Dienst aus, am 28. heiratet er die Näherin Rosa Verboven. Sie ist im siebten Monat. Seiner Mutter missfällt diese Heirat: Roger soll arbeiten gehen. Nur wenige Wochen nach der Hochzeit verhilft ihm ein warmherziges Empfehlungsschreiben von Elsschot – neben dem kriegsbedingten Mangel an Arbeitskräften – zu seinem Traumberuf: Journalist bei der liberal-progressiven Zeitschrift *De Nieuwe Gazet*. Er ist von Beginn an in seinem Element. Der neue Mitarbeiter hat freie Themenwahl und wird – ein Novum in Belgien – aufgefordert, eigenständig Feldrecherchen zu treiben. Eine Schattenseite dieser Praxis: Der angehende Reporter kehrt nachmittags oft angetrunken in die Redaktion zurück. Ende Juli erscheint schon sein erster Artikel (über die Tour de France), und im Dezember, ein halbes Jahr nach seinem Eintritt, der erste Leitartikel: »Wie ist es um die aktuelle flämische Literatur bestellt? Historischer Abriss und Ausblick«[1], in dem er den bürgerlichen Erwartungen an die erbauliche Wirkung der Kunst die demoralisierenden Effekte des Kriegs der Väter auf die junge Autorengeneration entgegenhält. Die durch den Zweiten Weltkrieg verursachten menschlichen Grenzsituationen beschäftigen ihn anhaltend. Ein Artikel vom Juli 49 widmet sich den in Brüssel gestrandeten *displaced persons*: Die belgische Regierung hatte ihnen einen Zweijahresvertrag als Minenarbeiter angeboten, der ohne Folgeregelung ausgelaufen war. In anderen Artikeln steht ein Junge zwischen zwei Vätern: dem totgeglaubten, der Dachau doch überlebt hat, und dem Adoptivvater, der ihn liebevoll angenommen hat – ebenso liebevoll, wie Louis Eyckmans ihn, Roger, angenom-

1 *De Nieuwe Gazet*, 27.12.1947.

men hatte. Oder Frauen leben ungewollt in Bigamie, weil ihre Männer für tot erklärt wurden. Und da gibt es die Künstler, denen »fehlender Bürgersinn« zur Last gelegt wird und die in Belgien härter als etwa in den Niederlanden bestraft werden.[2] Dass sie Künstler sind, darf für Van de Velde keinen mildernden Umstand darstellen. Gerade von ihnen erwartet er einen »klareren Blick auf das Leben in all seinen Formen, d. h. auch unter feindlicher Besatzung«. Die Bestrafung soll sich jedoch »nicht gegen den Künstler im Menschen richten, sondern gegen den Menschen im Künstler«. Seine breit gefächerten Artikel geben, wie Pelt hervorhebt, ein lebendiges Bild der 50er Jahre. Zugleich wirken manche Spitzen, etwa gegen Übergriffe der katholischen Kirche oder gestrichene Subventionen für die Kunst, höchst aktuell. Alles läuft für den inzwischen dreifachen Vater, der sein Gehalt mit unter Pseudonym gedruckten Softpornos aufbessert; trotz seines latenten Alkoholismus versteht er sich gut mit seiner Frau, liebt seine Kinder und kann auch seine literarischen Ambitionen weiterverfolgen.

Abwärtsspirale: 1947 erleidet er einen Magendurchbruch. 1953 wird eine zweite Resektion notwendig, 1958 eine dritte, die aber bis 1960 verschoben werden muss, weil ein schwerer Verkehrsunfall ihn zu sehr geschwächt hat. Zur Überbrückung wird ihm gegen die unerträglichen Schmerzen das 1956 herausgekommene Wundermittel Palfium (in Deutschland: Jetrium) verschrieben. Es

2 »Intellectueel Incivisme«. *De Nieuwe Gazet*, 26. 10. 1948.

macht, wie Studien der Folgejahre beweisen werden (zu spät für Roger und viele andere), stark süchtig; nun ist es nur noch auf Rezept und in Dosen von max. vier Tabletten täglich erhältlich: viel zu wenig für Van de Velde, dessen Bedarf schließlich bei sechzig Tabletten liegen wird. 1961 hält ihn die Polizei an: Er fährt auf der linken Fahrspur. Im Auto befinden sich gefälschte Rezepte; es kommt zur Anklage. Der Versuch seines Anwalts, einen Freispruch wegen zeitweiser Unzurechnungsfähigkeit zu erreichen, endet katastrophal. Der Gerichtspsychiater stellt nach kurzem Gespräch eine »schwere, durch schizoide Introversion und eine oberflächliche Lebenseinstellung ohne spontane emotionale Reflexe gekennzeichnete Charakterstörung, all dies infolge einer schweren Geistesstörung« fest. Der Richter folgt seiner Empfehlung, den Angeklagten über die Haft hinaus in eine geschlossene Anstalt einzuweisen. Die Jahre 1962 bis 1969 wird er mit Unterbrechungen abwechselnd unter Schwerverbrechern oder (mutmaßlich) gefährlich Geisteskranken verbringen. Wie über McMurphy, den Helden des 1962 erschienenen Romans *Einer flog über das Kuckucksnest* des US-Autors Ken Kesey, wird über ihn nach Verbüßung der Haft die »unbegrenzte Verwahrung« in der Anstalt verhängt: Halbjährlich befindet eine psychiatrische Kommission über seine Gefährlichkeit. Kommt er dabei hin und wieder frei, besorgt er sich sofort neues Palfium und landet kurz darauf wieder im Strafvollzug und nach einer Weile in der Anstalt. Seine Sucht bleibt all die Jahre unbeachtet. Wenige Monate vor seinem Tod wird auf Druck einer von Rosa, Freund:innen und Kolleg:innen organisierten Öffentlichkeit endlich seine bedingte Freilassung verfügt. Zu einer mehr für ihn als von ihm geplanten stationären Behandlung in der Jellinek-Suchtklinik in Amsterdam, in der er am 3. Juni 1970 aufgenommen worden wäre, kommt es nicht mehr.

Werk und Kontext

Roger Van de Velde, dessen Behandlung (Internierung, *Labeling* und Medikalisierung) alles in sich vereint, was die in denselben Jahren aktive europäische und US-amerikanische Antipsychiatrie-Bewegung bekämpft, gilt heute als einer der wichtigsten Erzähler Belgiens. Zu Lebzeiten hat er insgesamt drei Bände mit Erzählungen fertiggestellt: *Galgenaas*, ein »Bändchen Geschichten über das Gefängnis, geschrieben im Gefängnis« (V.d.V.), erschien 1966 in Utrecht und beleuchtet die Isolation der Häftlinge und ihre Sehnsucht nach Nähe. Van de Velde wollte es *Gavotte voor galgenaas* (Gavotte für Galgenvögel) nennen, aber der Verlag (Bruna in Utrecht) fand das Wort Gavotte zu ungebräuchlich – zumal für die Niederlande. Der zweite Band, *De slaapkamer* (Das Schlafzimmer), rückt ein Jahr später unsichtbare Wände zwischen Menschen in den Vordergrund, zum Beispiel in »Spijtig voor het kind« (Bedauerlich für das Kind), einem aus der Sicht der Frau erzählten Ehedrama. Van de Velde hatte mit der Erstfassung (als Hörspiel) 1965 den zweiten

Preis beim jährlichen Wettbewerb für Rundfunk-Erzählungen des Belgischen Hör- und Fernsehfunks (BRT) und der Niederländischen Rundfunkunion (NRF) gewonnen; unter den Teilnehmenden war auch Louis Paul Boon. Der Verlag von Angèle Manteau brachte den Band 1967 heraus, und 1969 auch den vorliegenden. Das vierte größere Werk Van de Veldes lehnte Manteau dagegen ab: ein »J'accuse« mit dem Titel *Recht op antwoord* (Recht auf Antwort), das Sonneville in Brügge drucken wird. Der Ton, in dem der Autor hier das Versagen der belgischen Justiz und des belgischen Gesundheitssystems seiner Zeit am eigenen, himmelschreienden Beispiel anprangert, hält die Waage zwischen Sachlichkeit und triefendem Sarkasmus und brennt sich ins belgische öffentliche Bewusstsein ein – so nachhaltig, dass das Pamphlet das erzählerische Werk mittelfristig zu überschatten drohte. 1970 und 1973 werden die posthumen Erzählbände *Kaas met gaatjes* (Käse mit Löchern) und *De dorpsveroveraar* (Der Dorferoberer) herausgegeben. Ebenfalls 1970 erscheint der (einzige) Roman *Tabula rasa*, der die zeitgenössische Mode des Engagements in der Literatur aufs Korn nimmt; den Anlass, ihn zu schreiben, gab 1967 der aufstrebende Autor-Kollege Herman Claeys, der mit seinem *De penisgroet* (Der Penisgruß) eine Hausdurchsuchung provozierte und so Publicity für sich selbst generierte. Schriftsteller protestierten in der Presse gegen »polizeistaatliche Methoden«. Auf Van de Velde, den die Zeitschrift *Het Laatste Nieuws* neben anderen um eine Stellungnahme bat, muss das Ungleichgewicht zwischen dieser Aufregung über angeblich verletzte Persönlichkeitsrechte und der permanenten öffentlichen Indifferenz in seinem eigenen Fall befremdlich gewirkt haben.

Auch wenn der Anschein entstehen kann, die Haft habe den Schriftsteller in ihm entfesselt: Die Gefängnis- bzw. Anstaltsbedingungen machten Schreiben in erster Linie unmöglich. Es sei »ungefähr wie Sticken auf einem trabenden Pferd«, schreibt Van de Velde einmal an seinen Freund und Kollegen Frans De Bruyn: Er wird mit bis zu hundert Mann in einem Raum zusammengepfercht, ohne Rückzugsmöglichkeit (um von nötigem Schreibgerät zu schweigen). Für seinen hohen literarischen Output ab 1966 wird es daher wichtig gewesen sein, dass er schließlich eine Einzelzelle bekommt, und sei es nur hin und wieder. Das über ihn verhängte strikte Publikationsverbot umgeht er lange mit dreifacher Hilfe: Rosa oder Tochter Thérèse schmuggeln die Manuskripte in vorher getauschten Zigarettenschachteln hinaus; Maria, die Mutter, tippt sie ab; De Bruyn bringt sie zum Verlag. Erst nach der Verleihung des Dr. Philipsenprijs 1968 für *Galgenaas* wird das Publikationsverbot teilweise – für außerhalb der Verwahrung entstandene Texte – aufgehoben. Der Einfluss der sehr realen Zensur auf sein Schreiben müsste näher untersucht werden. Denn neben ihrer Verbotsfunktion bietet die Zensur seiner Texte und Briefe dem Autor auch eine Gelegenheit, die Kommission von seiner »Vernünftigkeit« zu überzeugen.

Die frühen Gedichte und Erzählungen aus der Zeit 1943-1947 stehen noch im Bann der 1880er-Generation, die in Deutschland zuerst im Kreis um Stefan George rezipiert wurde. Die unstrittige Modernisierung der niederländischen Literatur durch Vertreter der »Tachtigers« wie Jacques Perk oder Willem Kloos fand ihre Grenze in der Neigung dieser Künstlergruppe zur dionysischen Emphase und Wortmalerei. Stilistisch entwickelte sich Van de Velde seither in die entgegengesetzte Richtung.

Pelt beschreibt eine Art Urszene. 1943 hatte der achtzehnjährige Van de Velde dem bewunderten Elsschot, Autor lakonisch-ironischer und äußerst lesbarer Kurzromane wie *Lijmen* (Leimen, Anschmieren) von 1924 und *Kaas* (Käse) von 1933, ein Konvolut »Meine Gedichte« und einige Monate später die Sonette »Zurück zu den Achtzigern, in inniger Ehrerbietung [...] für Perk und Kloos« geschickt. Der »verehrte Lehrer« kritisierte und ermächtigte in glücklicher Ausgewogenheit. »Ich rate dir übrigens, allen Schwulst zu vermeiden. [...] Schreib nicht zu viel, sondern beobachte sorgfältig die Menschen und Dinge um dich herum. [...] Ich glaube, du kannst es schaffen. Nur nicht den Mut verlieren!« Und: »Schreib ausschließlich über Menschen und Dinge, die du kennst, und tu es so nüchtern, so ehrlich wie möglich, ohne dich um Moden und das Gerede gelehrter Ästheten zu scheren.« Van de Velde hat sich den Rat in allen Punkten zu eigen gemacht. Seine Debüt-Novelle von 1954, *Scheiding van goederen* (Gütertrennung), eine tragikomische Analyse der Ehe zwischen seiner Mutter und Louis Eyckmans, findet Elsschots uneingeschränkte Zustimmung.

In seiner Dankrede zur Verleihung des Arkprijs 1970 für das freie Wort, den Van de Velde persönlich entgegennehmen kann, zitiert er Elsschots Ratschlag und umschreibt damit das eigene schriftstellerische Programm.

Knisternde Schädel

In diesen zwanzig kurzen Geschichten führt Van de Velde seine in *Galgenaas* begonnene literarische Auseinandersetzung mit den Figuren der Internierten weiter. »Fresco's uit het asiel« (Fresko-Ansichten aus der Anstalt) sollte der Titel zuerst lauten. Nicht der Häftling, sondern der Psychiatrie-Insasse wird jetzt betrachtet. Zwischen Gefängnis und Klinik verschiebt sich die Erzählperspektive von der distanzierten Beobachtung eines Außenstehenden und »zufälligen Zuschauers« (Pelt) zu einer mehr oder weniger eindeutigen autobiografischen Kennzeichnung des erzählenden Ichs. Es ist ein offenbar langjähriger Anstaltsinsasse, über den zu erfahren ist, dass er mit Betäubungsmitteln zu tun hatte (in »Margaritas ante porcos«) und Roger heißt (in »Mosche Scheronim«). In vielen seiner Beobachtungen klingt an, dass er das Machtgefälle zwischen Ärzten, Aufsehern und Patienten nur allzu gut kennt, ebenso wie die Dynamiken in der Männergemeinschaft der Ausgeschlossenen. Van de Velde hat dieses Ich sorgfältig zwischen den anderen Personen situiert. Kennzeichnend ist eine Art teilnehmende Neugier, die durch die Umstände der Anstaltsverwahrung – »Ich saß ihm schräg gegenüber«; »Er lag schräg gegenüber von mir« – getriggert wird. Wie der körperlich geschwächte Autor selbst ist es »zart gebaut« (in »Margaritas ante porcos«), während ein gewisser Jules (in »Weiß war der Kater«) »breitbeinig«, »groß und drohend« dasteht oder der »verwirrte Gewaltmensch« Janos Vukovic mit seinen »phänomenalen Muskeln« Heizkörper aus Wänden reißt (»Kniender Herkules«). Auf der anderen Seite kann dieses Ich lesen, schreiben und dolmetschen, Fähigkeiten, die manchen anderen fehlen. An vierter Stelle könnte hier noch Geistesbildung erwähnt werden. Ein eventuelles Pathos, das sich mit allen vier Distinktionen verbinden könnte, wird jedoch durch eine Umwidmung dieser Fähigkeiten zunichte gemacht: Als öffentlicher Schreiber (in »Schreiberamt« und »Brief an den König«) ist es die Aufgabe des Ichs, die dringendsten und schnödesten Anliegen mitzutragen; als Dolmetscher dient es (in »Mosche Scheronim«) dem Interesse eines Aufsehers, der »meine Hilfsbereitschaft nicht zum ersten Mal missbrauchte«; Lesen wird mit »Watte in den Ohren« (»Margaritas ante porcos«) verglichen: Man kann damit dem »barbarischen Lärm im Saal« entgehen. Ein besonderes Zerrbild dieses lesenden und schreibenden Ichs ist der seltsame Casimir mit den stahlblauen Augen und der längsten Verwahrungsdauer (zweiunddreißig Jahre), dessen Notizbuch »bis zu zwei Dutzend« bedeutende Philosophen anführt; wie sich zeigt, ist es eine Todesliste: »Wenn ich freikomme, werde ich sie einen nach dem anderen töten« (»Lektion in Philosophie«). Umschrieben wird mit alldem eine Deformation von Werten, die auf die Klinik zurückverweist.

Andere autobiografische Elemente fügen sich nahtlos in die Fallgeschichten der weiteren Patienten, etwa die psychiatrischen Fehldiagnosen und daraus folgende falsche Behandlungen. Die Entfaltung dieses Motivs kann ins komische Register tendieren, wie in »Trompete« – wo es mit dem ebenfalls wiederkehrenden Motiv der »babylonischen Sprachverwirrung« in der Anstalt verknüpft wird –, oder sie kann tödlich ausgehen wie bei »Monsieur Delcourt«, dem gegen halluzinierte Würmer »RL-793« verordnet wird: ein Verweis auf R-875, die Codenummer für das Opioid Dextromoramid alias Palfium. Zwischen beiden Polen liegen in verschiedenen Graden: menschenunwürdige Lebensumstände, Verlust der Selbstbestimmung, Verdinglichung, extreme Vernachlässigung, (sexuelle) Einsamkeit, ein existentielles Ausgeliefertsein (Daniel wird »in eine andere Anstalt verlegt«; Gerard Brasseur war »in jene besondere Abteilung verlegt worden [...], in der, wie die Anstaltsbroschüre behauptete« usw.).

Entscheidend für den besonderen Ton dieser Erzählungen ist nicht, was das Ich von den anderen Anstaltsbewohnern trennt, sondern es ist seine in Lakonie gehüllte und gelegentlich ironisch gebrochene Solidarität mit den vielfältig beschädigten Insassen der Anstalt. Es sind aufrichtige Beobachtungen wie diese (aus »Gefrorenes Wasser«): »Zwischen seiner geschlossenen und meiner vereinsamten Welt gab es eine unausgesprochene Verbindung, die ich immer wieder faszinierend fand, obwohl er es mir zum Teil ungemein schwer machte.« Sie machen betroffen, bleiben im Gedächtnis und können dort weiterarbeiten.

Annette Wunschel